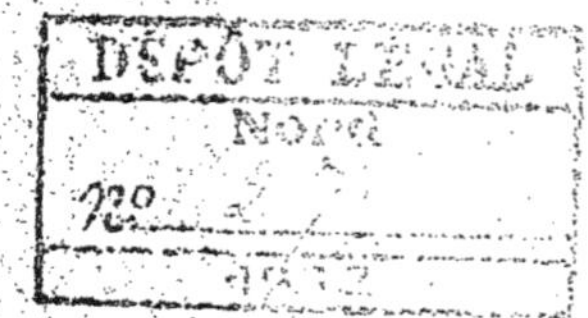

SARCOMES DE L'UTÉRUS

PAR LE

DOCTEUR JULES PERDRIGÉ

LILLE
E. DUFRÉNOY, Éditeur
10, Rue Jean-Bart, 10

1911

Sarcomes de l'Utérus

PAR LE

DOCTEUR JULES PERDRIGÉ

LILLE
E. DUFRÊNOY, Éditeur
10, Rue Jean-Bart, 10

1911

A MES BIEN-AIMÉS PARENTS

A MES SŒURS CHÉRIES

Faible marque de la reconnaissance que je voudrais leur garder.

Qu'il me souvienne toujours des délicatesses, de l'amitié, du dévouement de mes sœurettes ; des tendresses de ma mère, de sa bonté inlassable, des sacrifices de tout ordre qu'elle s'est imposés sans jamais m'en faire reproche pour me créer la vie la plus désirable.

Que vive dans le même souvenir la noble figure de mon père dont la devise « Travail et probité » fut la vie entière.

Pour résumer ses qualités et dire par là même mes devoirs à son égard, je devrai me répéter souvent ce vers de Hugo parlant de Booz :

« Il n avait pas de fange en l'eau de son moulin. »

A MES MAITRES
A LA FACULTÉ LIBRE DE MÉDECINE

A MES PROFESSEURS
AU COLLÈGE DE LA CHAPELLE-SAINT-MESMIN

Hommage respectueux d'admiration et de reconnaissance.

A MONSIEUR LE PROFESSEUR SEGOND

Professeur de Clinique chirurgicale à la Salpêtrière
Membre de l'Académie de Médecine
Officier de la Légion d'Honneur

Hommage de remerciements pour l'honneur qu'il me fait en voulant bien accepter la présidence de cette thèse.

A MES AMIS

— En souvenir des années passées près d'eux dans les sentiments et les sensations si variées d'une belle jeunesse, nuancée tour à tour d'enthousiasmes et de dépressions, quelquefois simplement sereine et tout doucement vécue.

Qu'ils soient persuadés que sous le ciel pourtant oublieux de la Côte d'azur, tout me sera délicieuse souvenance de ces pleines et trop courtes années, aimables sans distinction, comme le sont les multiples teintes d'un arc-en-ciel.

L'humble pipe fumée pour vivre ensemble une heure de flânerie, les frissons de toute nature sentis d'un même accord devant la beauté sous toutes ses formes, quantité d'impressions chagrines, joyeuses ou folles, tout de ce bon vieux temps que je quitte me restera gravé dans la mémoire.

Ce seront autant de charmes qui me consoleront des réalités plus enviables dont ils ne sont que l'image, mais qu'il faut abandonner.

PRÉFACE

Pendant longtemps, alors même que le sarcome et la maladie sarcomateuse étaient décrits avec suffisamment de détails dans leurs manifestations extérieures et la plupart de leurs manifestations viscérales, on a ignoré le sarcome de l'utérus. Les cliniciens furent les derniers à s'apercevoir de son existence.

Aujourd'hui, pour la plupart des auteurs, il existe des **sarcomes primitifs,** de la muqueuse et du tissu propre de l'utérus. Cette connaissance date d'une cinquantaine d'années et on la doit surtout aux **recherches microscopiques** pratiquées sur les pièces d'autopsie.

Dès lors, l'étude approfondie de ce qu'on croyait n'être que des cancers, et les **biopsies précoces** ont permis d'établir le diagnostic dans beaucoup de cas, puis de faire l'histoire du sarcome de l'utérus.

WIRCHOW, parmi les premiers observateurs, en a donné une bonne description et une classification satisfaisante. De nombreux auteurs fixèrent l'étude de détails cliniques ou anatomo-pathologiques. M. DURET, notre maître, étudia spécialement la transformation sarcomateuse des fibromes et décrivit quelques types de sarcomes kystiques de l'utérus. PIQUAND et GESSNER résumèrent chacun à leur époque tout ce qui fut dit sur la question.

A notre tour, nous allons donner dans son ensemble, aussi consciencieusement que possible, l'histoire des sarcomes de l'utérus en y joignant une observation inédite, personnelle, intéressante, nous semble-t-il, à plus d'un point de vue.

En réalité dans cette observation, il s'agit d'une **tumeur mixte,** mais qui fut d'abord exclusivement du sarcome et conserva plus tard par endroits ce caractère.

Mentionnons ici qu'après beaucoup de recherches, sans aucun doute loyales et éclairées, MM. Paviot et Berard, de Lyon, n'admettent pas le sarcome de l'utérus, comme entité anatomo-pathologique distincte. Les parties sarcomateuses constatées dans les tumeurs de cet organe, ne seraient que des régions d'évolution rapide, de progression, des *fibromyomes*. Il n'y a pas, disent ces auteurs, de différence essentielle au point de vue anatomique entre les fibromyomes, les cystofibromes, les myxomes, les fibrosarcomes de l'utérus ; toutes ces tumeurs renferment des cellules rondes, des cellules fusiformes, et ces éléments conjonctifs ont pour aboutissant la formation et la multiplication des fibres-cellules musculaires.

Nous verrons plus loin (v. pathogénie) ce qu'il faut penser de cette opinion.

Avant d'entrer en matière, nous prions MM. les docteurs Dominique Augier, prosecteur d'anatomie, et Carlos Lepoutre, chef de clinique chirurgicale, d'agréer nos remerciements les plus vifs pour le concours éclairé qu'ils ont bien voulu nous donner. Quand nous avons rencontré dans le service de M. le professeur Duret, la malade qui fait le sujet de notre observation, nous ne pensions guère que son étude détaillée amorcerait le travail de notre thèse. Ces jeunes maîtres, dont l'amitié nous honore, en ont décidé. Nous leur devons moultes observations sur la question, comme nous en devons à notre maître vénéré, M. le professeur Duret, principalement au sujet de la pathogénie de ce qu'on a appelé les « fibromes malins ».

M. le professeur Segond, en acceptant la présidence de cette thèse, nous fait un grand honneur. Qu'il daigne agréer l'expression de notre sincère reconnaissance.

SARCOMES DE L'UTÉRUS

Étiologie

Elle est obscure comme pour la plupart des néoplasies. Néanmoins les observateurs ont apporté chacun leur statistique; l'ensemble, en attendant mieux, peut être considéré comme le tableau étiologique du sarcome de l'utérus.

I. — **L'hérédité**, nulle part signalée sérieusement, doit cependant avoir son influence. Dans notre cas personnel la mère de la malade est morte à 44 ans de métrorrhagies; évidemment attribuables peut-être à autre chose que du sarcome. D'ailleurs tous les cliniciens redoute l'hérédité comme facteur de *récidive* ou d'*aggravation.*

II.— **L'arthritisme** prédispose à l'atteinte des tumeurs en général.

III.— Parmi les **antécédents personnels**, il y a lieu de distinguer.

Les privations, la misère physiologique, les infections ne paraissent pas avoir d'influence.

Le *traumatisme*, dont notre ami le docteur Cerutti, dans une thèse remarquable, a montré l'importance dans la genèse des tumeurs, est une cause occasionnelle fréquente du sarcome en particulier. Mais pour l'utérus, on ne sait pas très bien quelles sortes de traumatismes sont nécessaires pour provoquer l'apparition d'un sarcome. L'*accouchement*, l'*avortement* peuvent lacérer plus ou moins l'organe. Mais on a observé le sarcome chez des vierges. L'*onanisme* avec manœuvres intempestives, le *coït brutal* sont capables d'irriter l'utérus. Les *écoulements* de métrite eux-mêmes, le *manque d'hygiène* peuvent entretenir une irritation constante qui est une sorte de traumatisme.

Une *tumeur précédente*, de l'utérus, peut dans certains cas être la souche d'un sarcome. « Il est certain, dit Piquand, que les fibromes sont susceptibles de se transformer en sarcomes et même que cette dégénérescence est assez fréquente; d'après nos recherches, elle se montre environ deux fois sur 100 fibromes. »

Fibromes et sarcomes ont une *origine commune* : le tissu conjonctif. Leur transformation l'un dans l'autre (on sait que pour Paviot et Berard le soi-disant sarcome observé n'est qu'un stade d'évolution rapide qui devrait donner du fibrome), la transformation, disons-nous, du fibrome en sarcome est très admissible, avec ce que nous croyons de la spécificité cellulaire.

Winckel (1886) a décrit une tumeur mixte du col (adéno-myxoma cervicis) qui aurait été au début *un adénome*, et se serait transformée en *sarcome* qui lui-même aurait dégénéré en myxome.

Ainsi dans un premier stade, le sarcome pourrait avoir une allure indifféremment conjonctive ou épithéliale.

Nous ne donnons que sous réserve cette observation de Winckel.

D'ailleurs, dans ces différents cas, on ne saurait dire qu'il y a une relation de cause à effet.

IV. — L'**âge** des malades qui font du sarcome de l'utérus est plus intéressant à considérer.

« Le sarcome de l'utérus, dit Terrillon, s'observe surtout chez les femmes qui n'ont pas eu d'enfants, dans l'âge moyen de la vie, de 35 à 50 ans. » C'est donner un peu trop d'influence à la *stérilité*, qui n'est signalée que dans quelques observations (Muller, Anderson). Mais il est exact que l'affection s'observe surtout aux environs de la *ménopause*.

A titre de documents, voici quelques chiffres qui ne paraissent pas être la règle :

Cas de	Ahlfald	15 ans
—	Spiegelberg	7 —
—	Van Buren Knott	quelques m.
—	Rein	21 ns
—	Spiegelberg	31 —
—	Kunitz	20 —
—	Muller	24 —

Cas de Smith .... 3 ans
— Munde .... 19 —
— Pfannenstiel .... 33 —
— Richter 2 1/2
— Pick 2 1/2
— Lorthoir .... 3 —
— Emmet .... 19 —

De même Zweifel (1884) et Kaltenbach (1890) sont tombés sur des malades de 13 à 15 ans. Ils ont fait du sarcome une maladie des très jeunes femmes.

Enfin, on a publié des observations pour des femmes de 60 à 70 ans; ces cas-là sont très rares.

V. — **Fréquence** *du sarcome de l'utérus.* — Il n'a pas le premier rang parmi les tumeurs de cette organe, on ne peut dire qu'il en ait le dernier.

Warneck (1901) donne 1 sarcome pour 25 à 30 tumeurs cancéreuses, Gessner 1 pour 40.

Krukenberg fit le recensement des malades de chirurgie passées à la clinique gynécologique de Berlin de 1885 à 1891, et trouva sur 24.887 femmes 19 sarcomes.

VI. — De toutes les variétés de sarcome utérin, le cystosarcome du corps est un des plus rares.

Piquand, en 1905, avait réuni 416 cas dont 20 observations seulement de cette variété.

ANATOMIE PATHOLOGIQUE

Classification

CHAPITRE I

Anatomie pathologique macroscopique

§ I. — Sarcomes du corps utérin

Ce sont les plus fréquents. On peut en faire deux classes suivant leur origine.

I. **Sarcomes développés aux dépens de la muqueuse** (endomètre). — Ils naissent tantôt dans le *tissu conjonctif interstitiel*, tantôt dans les *vaisseaux sanguins.*

D'après leur aspect macroscopique, beaucoup d'auteurs les divisent en sarcome pédiculé et sarcome diffus. Les sarcomes pédiculés indépendants sont très rares.

Le sarcome de la muqueuse est la plupart du temps de forme *diffuse*, mais donne souvent naissance à des masses végétantes, *polypeuses*, quelquefois en grappe de raisin. Il faudrait donc dire qu'il y a des sarcomes *diffus*, des sarcomes *pédiculés* et des formes *mixtes.*

Le sarcome pédiculé pur a été observé par T. Smith, Von Jacubasch, Legueu, Terrillon......; macroscopiquement, il est très aisé de le confondre avec un fibrome pédiculé.

L'utérus, avec un sarcome diffus, est augmenté de volume régulièrement; généralement la séreuse péritonéale ne présente pas de modifications, la surface extérieure de l'utérus reste lisse. Cependant, il n'est pas rare de voir la tumeur se propager au delà de la paroi, qu'elle a traversée en la respectant plus ou moins. On sait que le sarcome voyage surtout sur les canaux sanguins et qu'il n'envahit pas toujours par contiguïté. Le *périloine* peut être alors recouvert sur une plus ou moins grande étendue de *nodules sarcomateux.*

L'utérus en s'hypertrophiant, car il s'agit là d'une véritable hypertrophie rappelant celle de la grossesse, peut aller à d'énormes dimensions et remplir l'abdomen (PÉAN).

Incisez toute la paroi, organe et tumeur, vous verrez à l'œil nu deux couches :

1° Une, extérieure : c'est le muscle utérin épaissi, hypertrophié;

2° L'autre, intérieure : la muqueuse devenue néoplasie. Sa coloration est grisâtre; çà et là vous voyez quelques taches brunes ou rosées, qui sont des foyers d'ecchymose.

Palpez la masse, vous n'avez pas la sensation de résistance d'un utérus normal, vous ne trouvez pas non plus la dureté du fibrome. La consistance de votre tumeur est *molle* et ses tissus sont d'une extrême *friabilité.*

Notons que l'épithélium de la cavité et les glandes sont ordinairement détruits. Nous reviendrons en détail sur ce point en faisant un peu d'histologie des tumeurs qui nous occupent.

II. **Sarcomes développés aux dépens du parenchyme** (myomètre). — Encore ici le sarcome peut naître du *tissu conjonctif interstitiel* ou des *vaisseaux sanguins.*

Nous ajoutons (voir étiologie) qu'il a quelquefois pour point de départ un *fibromyome préexistant* dont il partage le parasitisme (fibrosarcomes) ou qu'il remplace. C'est un fait connu, contrairement à ce qu'on croit savoir des sarcomes de la muqueuse pour qui personne encore n'a décrit de ces tumeurs antérieures.

Nous avons dit, tout au début, que pour MM. PAVIOT et BERARD, le sarcome utérin n'existe pas comme entité anatomopathologique distincte et nous avons dit succinctement pourquoi ils jugent ainsi la question. En étudiant quelques points de pathogénie, nous verrons le bien-fondé de cette théorie. Contentons-nous de dire ici que le sarcome primitif, pur, sans mélange de fibrome ni au début ni à la fin des observations, a été décrit par Enderlein, Eppinger, Geisler, Déal, etc., etc.

Le sarcome de la paroi, quelle que soit son histogénèse, reste longtemps une *maladie locale* avant d'envahir le paramètre. Vous avez là au niveau de l'utérus une tumeur qu'il est extraordinairement facile de confondre avec un corps fibreux, surtout dans certaines formes. Il arrive parfois, à la longue, que la tumeur traverse la paroi et pénètre dans les organes voisins non sans nouveaux dommages (péritonite, adhérences, enclavement, perforations intestinales).

Le sarcome ou le fibrosarcome peut rester interstitiel sans atteindre de grandes proportions, s'étendre du côté de l'abdomen ou au contraire du côté de la cavité utérine.

Dans ce dernier cas, il soulève la muqueuse, l'étale, l'amincit. Elle subsiste un certain temps, puis s'altère tellement qu'elle devient méconnaissable.

Du côté péritonéal, la tumeur peut acquérir des dimensions insolites, jusqu'à remplir le ventre après avoir ou non jeté des greffes sur les organes voisins. Un gros sarcome refoulant l'estomac peut n'être encore qu'utérin.

Les sarcomes de la paroi sont la plupart du temps *assez durs*, moins que les fibromes (fibrosarcomes), *nodulaires*, rarement diffus.

Cette physionomie peut être transformée par l'apparition de *pseudo-kystes*. Une consistance d'abord assez dure fera place à de la mollesse et de la rétinence variées. Les **sarcomes kystiques** du corps — les plus fréquents des cystosarcomes — prennent naissance presque toujours dans la paroi. Ce sont de *grosses tumeurs*. Celle dont Huré fit l'histoire dans sa thèse pesait 4 kilogrammes. Mauclaire et Manoury en ont opéré qui pesaient davantage encore.

Elles sont rondes, régulières, rarement bosselées. Les *parois* des pseudo-kystes ont, suivant les points, de quelques millimètres à 3 ou 4 centimètres d'épaisseur.

Il y a à l'intérieur, du liquide. Huré a ponctionné 3 litres 1/2 dans sa tumeur. Duret observa un cystosarcome contenant 8 litres de liquide. Cette tumeur était énorme et ressemblait dans l'ensemble à une « grosse citrouille ».

Le *liquide* est jaunâtre, quelquefois homogène. Plus souvent, on y trouve des *grumeaux*, des *fausses membranes*, des débris de végétations. Les vaisseaux peuvent, par désintégration ou rupture, livrer passage à du *sang*. Le liquide devient chocolat. Les cystosarcomes forment souvent une masse *indépendante*. Elle paraît nettement surajoutée à l'utérus, de sorte qu'on en peut distinguer l'implantation qui se trouve souvent au niveau du fond de l'utérus ou dans la paroi postérieure. Huré, dans sa thèse (1909), donne une photographie qui montre bien l'organe à peine hypertrophié, dominé par un énorme sarcome kystique.

Ouvrez ces kystes et remarquez combien les parois sont variées d'aspect. Elles défient toute description ; on dirait tantôt d'une cavité du cœur, tantôt d'une vessie de prostatique. On peut y voir des végétations flottantes qui sont du tissu néoplasique en voie de nécrose et à moitié détaché, ou des dépôts fibrineux de forme polypeuse. Ces végétations en se détachant flottent dans le liquide.

L'ovaire peut être atteint de kystes identiques sarcomateux.

Sur l'utérus lui-même, à côté de la masse que nous venons de dire nettement indépendante dans la plupart des cas, on peut trouver en infiltration ou formation exubérante, quelques nodules fibromateux isolés ou réunis à la tumeur dans un enchevêtrement tel qu'alors le fibrome peut être dominant et paraître s'être transformé sur place en sarcome kystique (Terrier, Duret, Péan......).

§ II. — Sarcomes du col.

Ils sont plus rares que les sarcomes de l'utérus proprement dit. On trouve environ 8 de ceux-ci pour 2 de ceux-là. La *muqueuse* ou le *parenchyme* peuvent être leur point de départ. La division que nous avons adoptée pour les sarcomes du corps utérin leur serait donc applicable.

Morphologiquement, il y a une forme très spéciale de sarcome du col dont on peut fixer le type, c'est le sarcome racémeux ou sarcome en grappe. Toutes les autres sont si variées qu'aucune classification n'est possible. Elle n'a pas été faite du moins si tant est qu'elle puisse l'être.

Le sarcome racémeux pur, quoique le mieux connu, est le plus rare des sarcomes du col.

La caractéristique des sarcomes du col est leur *tendance à proliférer du côté du vagin* qu'ils envahiront même dans sa constitution plutôt que de remonter et d'atteindre le corps de l'utérus.

I. **Sarcome racémeux.** — Le premier qui en ait parlé, Mansfield Clarke, en étudia surtout l'allure clinique. Un peu plus tard, Siebold en donne une description, le comparant en somme à un polype muqueux du rhinopharynx; mais il avoue déjà la difficulté de différencier le sarcome de l'épithéliome et conclut que cliniquement ce sarcome est un cancer.

Kunert (1874), Ahlfeld (1875), Thiede (1877) reprennent l'étude du sarcome racémeux.

Spiegelberg en 1879, puis la plupart des auteurs allemands et Ozenne, Gaymann...... l'appellent *sarcome papillaire hydropique du col de l'utérus.*

Rein (1880), Winkler (1882), Muller (1883), Pernice (1888), Munde (1889) présentent de nouveaux cas typiques.

Pfannenstiel (1892) l'appelle derechef sarcome en grappe.

Citons enfin les observations intéressantes de Ozenne (1894), Pick (1894), Kelly, Von Franqué (1899), Van Buren Knott (1901), Le Dentu (1904).

Piquand, en 1905, a réuni ainsi 29 cas publiés. Toutes ces observations sont identiques et de bonne description.

Le sarcome racémeux se présente sous la forme de végétations polypeuses rassemblées comme les graines d'une *grappe* de raisin, autour d'un *axe* principal appendu assez près de l'orifice interne. L'aspect est souvent typique. D'autres fois, on dirait d'une môle hydatiforme en voie d'élimination, d'autant mieux que la tumeur descend plus bas dans le vagin jusqu'à le remplir et même saillir à la vulve. Comme dans certaines grappes de raisin, il peut saillir du point d'attache deux masses, deux grappes indépendantes.

Habituellement l'implantation est bien délimitée, marquée par un seul axe. Dans quelques cas on trouve, à côté, sur la muqueuse du col, quelques nodules de consistance et d'aspect identiques à ceux de la tumeur en grappe principale.

Comme les grains d'une grappe bien fournie, les lobules du sarcome racémeux, en se tassant, deviennent polygonaux dans tous les points où leur expansion sphérique est gênée par un lobule voisin.

La tumeur est donc composée d'une quantité de petites *vésicules*, les unes *sessiles*, les autres *pédiculées*, à pédicule plus ou moins long, plus ou moins friable.

La *consistance* est mollasse.

La *couleur* varie du jaune de cire pâle au rose violacé en passant quelquefois par le jaune verdâtre ou le gris bleuté.

Les grains se laissent facilement *écraser* sous le doigt. Il s'en échappe un peu de *liquide* séreux, plus souvent visqueux.

A une période plus avancée, les grains se déforment. L'axe prend de l'importance, se développe en largeur à tel point qu'il devient toute la tumeur. Les lobules de la grappe primitive sont à la périphérie, presque sur un seul plan très irrégulier. Au lieu d'une grappe vous avez une masse volumineuse plus ou moins sphérique dont la surface est soulevée par des boursouflures inégales.

Le sarcome racémeux du col utérin est tantôt œdémateux, tantôt myxomateux, tantôt lymphangiectasique, ce qui donne à l'aspect de la tumeur des caractères un peu variés qui ne sont, à vrai dire, que des nuances imperceptibles au toucher.

Nous avons dit que les grains écrasés laissaient sourdre quelquefois du liquide. Il y a donc une cavité dans ces grains. Il ne faut cependant pas les désigner sous le nom de kystes. Pour quelques auteurs (GAYMANN), la formation kystique est caractéristique du sarcome racémeux et ils donnent à la tumeur le qualificatif de sarcome kystique en grappe. Dénomination mauvaise, dit PIQUAND, car les *kystes vrais* sont *inconstants* (WEBER, KUNERT, KLEINSCHMIDT, VON FRANQUÉ) (voir Histologie, p. 24).

II. **Sarcomes du col non racémeux.** — Telle est la meilleure appellation qu'on puisse donner à tous les autres sarcomes du col, où la variété est indéfinie et ou, bien mieux, toutes les formes histologiques s'accommodent de tous les aspects macroscopiques. PIQUAND (1905) en a réuni 41 observations. Notre cas personnel rentre dans cette catégorie.

En dehors de toute prétention de classification, pour fixer seulement les idées, nous distinguerons les sarcomes non racémeux partis de la muqueuse et ceux qui ont leur origine dans le parenchyme.

1° *Sarcomes de la muqueuse du col.* — Ce sont les plus communs. Parfois vous ne trouverez qu'une *infiltration diffuse*, sans limite bien nette, avec quelques végétations. Méfiez-vous de prendre le tout pour du sarcome, la vraie tumeur c'est l'infiltration, les végétations ne sont pas du sarcome dans la forme qui nous occupe. Le vagin est souvent pris, infiltré aussi. Le corps de l'utérus reste sain. Mais ultérieurement, le parenchyme, le tissu musculaire avoisinant, le paramètre, l'utérus lui-même peuvent se laisser envahir.

Plus souvent que la forme précédente, vous aurez affaire à de petites tumeurs *circonscrites*, sessiles ou pédiculées, ressemblant dans le premier cas à un épithélioma papillaire dont elles se différencient par une consistance plus molle, un envahissement moins prononcé, une tendance beaucoup moins marquée à la suppuration ou à la gangrène. La forme pédiculée pourrait s'appeler *polype sarcomateux*. C'est, en effet, une masse arrondie, piriforme, avec un pédicule plus ou moins rétréci, ne dépassant guère le volume d'une orange. L'implantation se fait rarement au niveau du museau de tanche, le plus souvent près de l'orifice interne.

2° *Sarcomes du parenchyme cervical.* — Sont rares. Toujours de forme polypeuse. D'ailleurs ce sont souvent des *polypes fibromateux dégénérés* en sarcomes. GRENSER (1894) a pourtant signalé au niveau du col la forme parenchymateuse du sarcome primitif.

CHAPITRE II

Anatomie pathologique microscopique

---

§ I. — Généralités.

Les sarcomes de l'utérus sont à cellules *rondes* ou à *petites* ou *grosses* cellules *fusiformes*. On peut y trouver les deux espèces en même temps.

Quelquefois il y a des *cellules géantes* très nombreuses, un peu allongées, comme dérivées des grandes fusiformes ou au contraire trapues, ramassées, et presque sphériques. Le tissu du sarcome est parfois le siège d'une transformation *myxomateuse*, *œdémateuse* et de *dégénérescence graisseuse.*

On peut y trouver des *fibres musculaires lisses.* (C'est sans doute dans des cas de ce genre que Paviot et Bérard ont cru voir qu'on ne devait pas faire rentrer dans la nosologie le sarcome de l'utérus en tant que maladie distincte, bien définie).

La tumeur peut encore contenir des *fibres striées* et du *cartilage*, surtout du fibrocartilage.

Les *hémangiosarcomes* peuvent être divisés en : 1° sarcomes *périthéliaux* (Gottschald); 2° sarcomes *endothéliaux* (intravasculaires, faciles à confondre avec le cancer), et 3° *angiosarcomes* avec dégénérescence hyaline des parois vasculaires, à tel point qu'ils simulent un cylindrome (sarcome mixte) et que certains auteurs leur donnent cette dénomination.

Parfois on a observé des sarcomes *telangiectasiques.* Ce doit être l'exception, par ce qu'on sait de la caractéristique de propagation du sarcome.

Les sarcomes *mélaniques* sont extrêmement rares.

On trouve parfois, ainsi que nous l'avons noté quelques lignes plus haut, entre les masses cellulaires sarcomateuses (voir observ.

inédite), des *îlots cartilagineux*, visibles à l'œil nu, et reconnaissables au toucher par leur consistance. Ces tumeurs très spéciales dont l'histogénèse est encore discutée, semblent rentrer dans la catégorie de ce que l'on appelle aujourd'hui les *tumeurs mixtes*. Nous nous proposons d'étudier un peu plus longuement dans le chapitre suivant leurs caractères histologiques et leur pathogénie, étant donné que notre observation personnelle rentre dans ce groupe.

§ II. — Caractères particuliers aux différentes formes de sarcomes utérins.

I. **Sarcomes kystiques du corps de l'utérus.** — Ces tumeurs, ordinairement parenchymateuses, présentent au niveau d'un kyste ouvert 3 zones :

1° *Une zone externe* par rapport à la cavité kystique, toujours la même : revêtement endothélial double d'une couche de tissu celluleux et de tissu conjonctif.

2° *Une deuxième zone variable.* Elle existe à peine dans les sarcomes primitifs qui ne succèdent pas à un fibrome. On y trouve quelques faisceaux musculaires atrophiés sous la poussée du liquide et des cellules parasitaires sarcomateuses. C'est une zone infiltrée d'œdème qui dissocie les fibres.

Cette zone est, au contraire, assez épaisse dans le cas où un fibrome préexistait. Les fibres ou les cellules musculaires sont encore en grand nombre et reconnaissables malgré l'essaimage des éléments sarcomateux.

3° Enfin la troisième zone, interne, est constituée par la *néoplasie :* cellules sarcomateuses, isolées, de même type ou mélangées. Le tissu de soutient est une véritable éponge vasculaire.

4° Tout à fait superficiellement, le tissu se nécrose, pend par lambeaux, en végétations, ou se détache pour tomber dans le liquide du kyste.

II. **Le Sarcome racémeux** du col, dont la première description histologique détaillée fut faite par WEBER en 1867, est ainsi constitué dans sa forme typique.

1° *Partie centrale* ou axe.—C'est du *tissu conjonctif* plus ou moins serré, toujours très vasculaire et plus ou moins envahi par les *cellules sarcomateuses*. Il y en a quelquefois tant que le tissu conjonctif intercalaire est étouffé, difficile à déceler. Plus souvent c'est à la périphérie (extension naturelle de la tumeur) qu'on trouve les cellules sarcomateuses.

Les *vaisseaux sanguins* et lymphatiques sont nombreux, très développés, dilatés. Beaucoup ont la structure embryonnaire avec une lumière simplement limitée par un endothélium.

2° *Périphérie, lobules, pseudokystes.* — C'est là que sont les *cellules sarcomateuses* en grand nombre donnant l'aspect d'une infiltration désordonnée dans une *substance unissante* qui paraît *homogène*, légèrement fibrillaire.

Il peut y avoir des *cellules géantes* (PFANNENSTIEL, PICK...).

Au fur et à mesure qu'on approche de la surface extérieure, les cellules sarcomateuses sont plus nettes, plus nombreuses, plus petites, plus colorées par les teintures.

Enfin tout à fait superficiellement on peut reconnaître encore le *revêtement normal* du col épithélial stratifié cylindrique (intracervical) ou pavimenteux (museau de tanche). La plupart des glandes sont détruites et la muqueuse dermopapillaire elle-même, sous la tension que produit l'accroissement de la tumeur, arrive à se déchirer ou à s'user à force d'étalement. La suppuration ou la gangrène sont encore pour elles une cause de mort.

C'est surtout sous ces sarcomes racémeux qu'on trouve des *îlots cartilagineux* plus ou moins visibles à l'œil nu.

Dans les lobules de la grappe sarcomateuse, il y a quelquefois du liquide. Pour quelques auteurs, il s'agit là de vrais kystes, caractérisants du sarcome. Or, les tumeurs racémeuses avec cavités ne sont pas toujours du sarcome (nous le montrons plus loin) et de plus, dans le cas présent, il ne s'agit pas de kystes. En effet, il est très rare de trouver une paroi interne, un revêtement régulier, épithélial par exemple; ou alors il s'agit d'autre chose que du sarcome racémeux primitif, pur. Le cas de MUNDE par exemple, qui décrivit à sa tumeur les zones que nous avons dites, plus une paroi propre au kyste, était un adénosarcome. On a donc affaire dans le sarcome en grappe du col utérin à des ***pseudo-kystes.***

3° *Extension.* — Assez longtemps, le tissu sarcomateux reste limité à la grappe qui descend du côté vaginal. Mais il arrive toujours que la base d'implantation devienne en quelque sorte virulente, envoie des éléments sarcomateux du côté utérin et para-utérin. Nous avons dit déjà que l'axe de la grappe s'élargissait plus tard et pouvait devenir le plus gros morceau de la tumeur. Mais ce développement n'est pas nécessaire pour que soient pis à leur tour, parenchyme utérin, tissu cellulaire, ganglions pelviens (REIN, VON FRANQUÉ). Les *métastases* sont *rares*. Les plus fréquentes seront trouvées dans les *poumons* (voie sanguine, circulation générale. Les anastomoses locales peuvent propager le sarcome au péritoine, aux ganglions, etc...).

III. **Tumeurs de l'utérus à tissus multiples.** — Ces tumeurs à structure très spéciale, qui rentrent pour la plupart dans le groupe des tumeurs pédiculées qui végètent en grappe dans la cavité vaginale, sont considérées à l'heure actuelle comme des *embryomes*. Ce sont en effet des tumeurs composées de tissus multiples, dont la plupart sont tout à fait étrangers à l'organe dans lequel ils se développent et ne peuvent logiquement provenir de la prolifération des éléments normaux de l'organe.

Ces tumeurs mixtes ont comme caractères extrinsèques essentiels :

1° d'être constitués par des tissus multiples de nature *conjonctive banale* : tissu fibreux, myxomateux, sarcomateux, adipeux.

2° de présenter dans leur masse deux tissus absolument étrangers à l'utérus : tissu *cartilagineux* et fibres *musculaires striées*. Ces cas sont rares. Les observations que nous connaissons sont celles de THIEDE, REIN, MULLER, PERNICE, KLEINSCHMIDT, PFANNENSTIEL, KAUFFMANN, GEISLER, WILMS, MICHEL et ASCHE, POUCHET, MASSABUAU, AUGIER et PERDRIGÉ.

Les fibres musculaires striées sont signalées dans les observations de WEBER, ANDERSON et EDMANSSON, KUNERT, RICHTER.

Dans quelques cas il y a coexistence dans la même tumeur de cartilage et de fibres striées; il en est ainsi dans le cas de MULLER et PERNICE.

Enfin épithéliome et sarcome peuvent se trouver réunis. Nous avons déjà parlé (p. 12) de la tumeur de WINCKEL. PUECH et MASSABUAU ont décrit aussi cette association et notre observation personnelle en est un nouvel exemple (Dr AUGIER et J. PERDRIGÉ).

En résumé, les tumeurs mixtes du col de l'utérus ont souvent une structure conjonctive. Les cas les plus complexes sont des *adéno-fibro-myxo-chondro-rabdomyo-sarcomes.*

PATHOGÉNIE

CHAPITRE I

Considérations générales

C'est seulement pour satisfaire le besoin inné qu'a notre esprit de posséder des notions explicatives, hypothétiques en attendant d'être certaines, que nous faisons ici un peu de pathogénie générale; car il ne faut pas nous dissimuler que toutes les explications données sur la naissance et le développement des tumeurs quelles qu'elles soient, ne sont encore que théories.

BARD a résumé ces théories en deux groupes.

I. Les unes placent l'origine des tumeurs *dans l'organisme* lui-même.

1° Il se peut qu'il faille un état particulier, une *diathèse*, pour aider le développement des tumeurs. Nous avons déjà dit que tous les cliniciens redoutent l'*arthritisme*, connu facteur d'aggravation ou de récidive. Mais il est à croire que l'apparition et la maturation des premiers éléments sarcomateux n'ont pas forcément de rapport avec la soi-disant diathèse. Ne sait-on pas que le sarcome tout comme l'épithelioma est tout d'abord quelque chose de local, un parasite encerclé, susceptible de disparition complète à un moment donné, par une exérèse idéale, souvent réalisée, et que pourtant une telle opération, ramenant la santé, n'a pas changé la diathèse.

2° Nous nous attacherions volontiers à l'idée que le sarcome, comme les autres tumeurs, vient d'une *anomalie de développement* ou d'une *malformation cellulaire congénitale* ou *acquise*. Reportez-vous à la lecture de notre observation personnelle.

Conheim pense que toute tumeur résulte du développement à un moment donné de la vie de cellules préformées, sommeillant au sein des tissus. De même qu'il y a en nous des organes en quelque sorte latents qui ne s'épanouissent qu'à un jour donné, paraissant éclore spontanément, et qu'il y a au contraire d'autres organes bien formés à la naissance qui disparaissent dans une déchéance rapide et complète, de même il y aurait des tumeurs latentes.

Coheim a peut-être raison. Mais pour montrer que cette théorie ne peut être généralisée, remarquons que les tumeurs, contrairement à ces organes dont nous parlions à l'instant, sont un accident, quelque chose d'exceptionnel.

Une autre opinion veut que les tumeurs soient l'aboutissant *d'anomalies acquises* du développement cellulaire, suivant les différents modes de l'antagonisme des cellules entre elles (Thiersch), ou de la désorientation cellulaire (Fabre, Doumergue), ou de la monstruosité cellulaire (Bard), ou du *déplacement cellulaire* (Ribbert). C'est à cette idée du déplacement cellulaire que nous nous arrêterions en faisant la pathogénie de notre cas (v. p. 67).

II. Origine parasitaire des tumeurs. — De nombreux auteurs à l'heure actuelle s'attachent à cette découverte sans parvenir à trouver des preuves. On lance même dans le commerce des produits spécifiques destinés à paralyser ou même à faire disparaître les microorganismes, agents de ces tumeurs. Il est très possible qu'il y ait à l'origine un parasite. Pour le sarcome en particulier, on croit à une cause infectieuse (Forgue).

III. Opinion éclectique. — Il est très raisonnable de croire que chaque cas en particulier réclame une explication différente ou l'association de plusieurs explications.

Quoi qu'il en soit, *notre observation*, qui est celle d'une tumeur primitivement sarcomateuse, plus tard mixte, nous semble donner une certaine valeur à la théorie de l'altération cellulaire par déplacement préformé, de l'*inclusion embryonnaire* d'éléments qui ne sont pas à leur place, qui se sont rassemblés là sans prévision, et dont l'évolution un jour ou l'autre doit être celle d'un parasite, d'une tumeur.

CHAPITRE II

Quelques notions particulières au sarcome de l'utérus

Puisque nous avons signalé, en étudiant l'Étiologie, la fréquence (2/100) du fibrome précédant le sarcome, du sarcome primitivement fibrome, si l'on peut dire, nous nous étendrons un peu sur l'explication qui nous semble le plus rationnelle de cette transformation.

Nous verrons ensuite comment se forment les kystes, puis pourquoi le sarcome du col affecte quelquefois la forme racémeuse si caractéristique.

Enfin, nous donnerons quelques réflexions pathogéniques sur nos cas personnels.

I. **Transformation des fibromes en sarcomes.** — Quand cette transformation est dûment constatée, est-elle le résultat de l'apparition dans la néoplasie d'éléments sarcomateux?

1° Les uns admettent que les fibres conjonctives et les fibres musculaires lisses sont envahies seulement, refoulées, déplacées, par des éléments sarcomateux apparus dans leur masse sous une influence qu'on ignore encore.

2° Les autres croient que l'évolution rapide, la malignité de certains fibromes qu'on pense à diagnostiquer cliniquement : sarcomes, tiennent à leur activité propre, accrue considérablement, sans que soit connue d'ailleurs la véritable cause de ce changement d'allure d'un néoplasme primitivement et généralement bénin. La fibre cellule musculaire, loin de disparaître, se multiplierait avec activité, en foyers d'apparence embryonnaire, grisâtres, gélatiniformes, myxomateux, avec tant d'intensité que la tumeur, extrêmement envahissante, prend ligaments larges, tissu sous-péritonéal, épiploon, intestins, se généralise et cachectise tout comme un véritable cancer.

. . . .

Wirchow et la plupart des histologistes admettent la 1re opinion. Pour eux le sarcome de l'utérus prend naissance dans les fibres conjonctives du myome. Pilliet (1896) et Costes, son élève, ont essayé de préciser cette transformation. Le *myome* est formé d'unités ou *lobules* groupés sur un *arbre vasculaire à développement rapide*, un capillaire. La tumeur s'accroît excentriquement et les fibres les plus *éloignées* dégénèrent en fibres *conjonctives* faute d'irrigation suffisante. Ce tissu conjonctif serait donc du *myome atrophié*. Du même axe, partirait la formation sarcomateuse. Les cellules *endothéliales* des capillaires se multiplieraient considérablement, prendraient une *forme embryonnaire* (petites cellules rondes) et envahiraient l'organe en suivant les pointes d'accroissement du myome qui sont celles des capillaires. Les cellules du myome s'atrophieraient, disparaîtraient à leur tour. Donc le sarcome aurait une double origine, musculaire (myome) et endothéliale. De fait cliniquement, on observe parfois une tumeur qu'on dit fibrome et qui en est réellement un, longtemps bénigne avec tous les symptômes du fibrome. Puis, un beau jour, ce *fibrome* devient *malin*, donne à l'auscultation des souffles vasculaires, ce qui fait penser à une vascularisation très riche. Et le microscope fait voir en effet que la tumeur n'est plus du fibrome, mais du sarcome avec de nombreux capillaires, un aspect télangiectasique.

Pick (1875) n'admet pas cette substitution de cellules embryonnaires ou sarcomateuses à des cellules myxomateuses. Pour lui, c'est la *fibre musculaire elle-même* qui devient un *élément sarcomateux*. Il a observé, paraît-il, plusieurs cas où la transformation était évidente du myome à fibres lisses adultes bien reconnaissables en sarcomes à cellules rondes et fusiformes. Cette opinion est un acheminement à celle que nous avons marquée 2° et que nous allons reprendre, à savoir que l'évolution maligne de certains fibromes, ce que nous appelons leur transformation sarcomateuse, résulte de l'activité propre exagérée des éléments constitutifs du fibrome.

C'est l'opinion de Paviot et Bérard de Lyon (1897). Ces auteurs sont arrivés à *nier le sarcome* en tant que maladie, entité anatomo-pathologique définie et stable.

Pour eux, la fibre-cellule ne devient pas élément sarcomateux. Les parties dites myxomateuses ou sarcomateuses des fibromyomes sont tout simplement de jeunes cellules, pleines de vie, en équilibre instable, embryonnaires, qui donneront naissance à des cellules musculaires lisses. Ce que vous prenez pour du sarcome, c'est donc tout simplement un *foyer d'accroissement un peu plus rapide qu'ailleurs du myome.* « Pour nous (Paviot et Bérard), les cellules musculaires lisses, plus ou moins remarquables et bien formées, qui se rencontrent dans une tumeur à cellules rondes ou fusiformes de l'utérus, représentent la transformation de ces dernières, qui doivent naturellement, à moins d'un degré de malignité rarement observé, évoluer vers la formation de la cellule adulte, la fibre-cellule dont elles ne représentent que le *stade embryonnaire.* »

Dans six cas de fibromes utérins à foyers gélatiniformes, grisâtres, creusés de géodes, Paviot et Bérard ont pratiqué des coupes en séries portant :

1° sur des portions molles, grisâtres, gélatiniformes ;

2° sur les parties les plus dures, ordinairement corticales, ayant l'aspect des fibromyomes ordinaires ;

3° sur les zones de transition intéressant à la fois des régions présentant les deux aspects.

Ils ont reconnu que les *parties* dites *mucoïdes* gélatiniformes se présentent sous *deux formes.*

Dans la première, « il existe un tissu fondamental soit anhiste, soit granuleux, avec une grande quantité de fibres ou de fibrilles de nature conjonctive, intriquées, laissant entre elles des espaces larges dans lesquels sont les cellules rondes ou ovales, quelques unes *étoilées* au point de convergence des fibres. » C'est dans ces cas qu'on voit le tissu conjonctif en stries parallèles se mêler en parties égales au tissu musculaire.

Dans la seconde forme, le « tissu est vraiment mucoïde, contenant de rares cellules rondes, qui esquissent à peine des prolongements protoplasmiques mais sans fibrilles conjonctives. » Cette variété répond aux cas plus rares où l'on voit les fibres-cellules apparaître autour des vaisseaux et de là envahir le tissu mucoïde sans interposition de formations conjonctives (voyez l'opinion de Pick). Si, maintenant, on examine les *portions dures* des fibromyomes ou les zones de transition, on acquiert la certitude de la transformation des cellules rondes ou fusiformes, en fibres musculaires. On voit les cellules rondes, au fur et à mesure qu'on approche des portions dures, se multiplier, et réduites à leur noyau, devenir de plus en plus abondantes, envahir les nappes fibrillées. Dans celles-ci, les fibrilles d'abord en écheveaux délicats, entortillés, dans les régions mixtes, se disposent en pinceaux, en faisceaux, puis deviennent plus denses, plus colorées par le carmin, et les cellules fusiformes y apparaissent, se continuant avec les tourbillons de la nappe musculaire. « Ce sont les mêmes volutes de cellules dans lesquelles apparaît tout à coup la substance musculaire autour des noyaux. »

Ainsi, l'évolution est la suivante d'après les auteurs lyonnais. Dans les parties molles, gélatiniformes, tissu myxoïde d'aspect variable, cellules étoilées, fibrilles irrégulières et entortillées, puis à la périphérie de celles-ci, apparition et multiplication de cellules rondes, tassement des fibrilles intermédiaires en faisceaux parallèles. Dans les zones de transition, entre les faisceaux-fibrilles parallèles ou en volutes, des *cellules fusiformes* plus rares, mais bien caractérisées. Enfin, celles-ci deviennent fibres-cellules par *dépôt autour de leur noyau de substance musculaire*. On peut donc dire avec raison, en s'appuyant sur des examens histologiques très précis, que les portions grises, gélatiniformes et mucoïdes des fibromes, sont des centres d'évolution, de progression, et non des foyers de ramollissement et de dégénérescence.

MM. PAVIOT et BÉRARD, poursuivant leurs idées, les transportant plus loin, essaient d'établir que les tumeurs appelées *sarcomes diffus* de la muqueuse utérine sont de même nature que les fibromes à évolution maligne et que leur tissu est également formé des *fibres musculaires* lisses. On y voit les mêmes foyers de cellules rondes, les mêmes faisceaux de cellules fusiformes. CONDAMIN, dans un cas semblable, retira du cul-de-sac de DOUGLAS (procédé de LAROYENNE) des masses fongueuses, semblables à du frai de poisson, provenant d'une tumeur kystique de la paroi postérieure et trouva des foyers de cellules rondes, puis des faisceaux de cellules *fusiformes devenant fibres musculaires*.

Enfin, et c'est là pour PAVIOT et BÉRARD une preuve péremptoire, très démonstrative, dans deux cas de GOULLIOUD et MOLLARD, dans un autre de DUPLAN, enfin, dans un fait bien étudié par LANGERHANS, on constata à la suite de fibromyomes devenus malins, des *foyers de généralisation* dans le péritoine pariétal, dans le foie, dans les deux poumons, dans les plèvres. Or, ces tumeurs secondaires, ces noyaux généralisés étaient composés de *fibres-cellules musculaires*, aussi adultes que celles des masses pelviennes elles-mêmes. Elles y formaient des faisceaux, des tourbillons, des volutes comme dans les fibromes utérins. On n'y voyait pour ainsi dire pas de tissu conjonctif, de cellules rondes et fusiformes.

La *conclusion des auteurs lyonnais* est formelle; il ne s'agit pas dans les fibromyomes malins, de tumeurs sarcomateuses. — Le sarcome d'ailleurs n'existe pas pour eux. — Dans tous ces cas, on est en présence de *cancers musculaires lisses.*

La clinique pourrait se contenter de cette explication.

Nous devrions donc admettre que l'évolution maligne des fibromes n'est pas ordinairement une transformation sarcomateuse, mais une hyperplasie dans laquelle la superproduction de la fibre-cellule, son envahissement, sa généralisation, imitent celles de la cellule épithéliale des carcinomes glandulaires ou épithéliaux.

3° *Résumé et discussion.* — Pour notre compte, nous admettons dans la transformation des fibromyomes que le sarcome prend naissance dans les fibres conjonctives ou dans les vaisseaux de la tumeur. L'opinion de PILLIET est également satisfaisante.

Si nous avons parlé si longuement de l'opinion de MM. PAVIOT et BÉRARD, c'est pour en montrer l'intérêt dans une question aussi peu avancée que celle du sarcome utérin et les défauts. Car il est possible que dans les fibromyomes à évolution rapide il y ait des éléments embryonnaires (nous ne disons pas sarcomateux) d'aspect sarcomateux et destinés à évoluer vers la fibre musculaire adulte.

Mais c'est une erreur d'assurer que ces éléments jeunes sont toujours du pseudo-sarcome et qu'« à moins d'un degré de malignité rarement observé », ils évolueront vers la formation de la fibre-cellule musculaire. Nous possédons quelques observations de fibrosarcomes à évolution *lente* pourtant où les éléments embryonnaires sont restés, pour nous, ce qu'ils doivent rester : du sarcome.

Quant aux cellules « étoilées » de PAVIOT et BÉRARD, nous ne savons s'il faut y croire. Personne avant eux, et pourtant les recherches microscopiques ne furent pas négligées, n'en a parlé dans le sarcome.

Il y a longtemps aussi que, pour les cellules rondes, on a dit qu'elles pouvaient avoir de minuscules pointes d'accroissement, qu'elles esquissaient quelquefois des prolongements, mais on n'a jamais signalé que cette esquisse.

Enfin, nous ne pouvons pas admettre encore que les cellules fusiformes soient une forme de transition toute proche de la cellule musculaire. Contrairement à ce que disent les auteurs lyonnais, on a trouvé les cellules fusiformes dans les portions molles centrales des fibrosarcomes, et souvent pas dans les portions dures, voisines des parties fibromateuses. On en a décrit dans des sarcomes qui ne furent jamais et ne devinrent jamais du fibromyome.

La *cellule fusiforme* grande ou petite a ses *caractères propres* bien *définis*; elle est toujours immédiatement reconnaissable sous le microscope, parce qu'elle *n'a pas de forme de transition*. Dans les sarcomes cutanés, osseux, ou du tissu cellulaire, pourquoi cette cellule si fréquemment rencontrée ne ferait-elle plus de tissu musculaire ?

Quant à la preuve que MM. Paviot et Bérard croient si démonstrative des métastases contenant des cellules pseudo-sarcomateuses et des fibres musculaires lisses, elle nous paraît tellement peu une preuve que nous faisons à leur observation les mêmes reproches que ci-dessus. Nous ne nions pas la présence de cellules musculaires, nous refusons de croire à l'identité de leur acte de naissance.

4° *Conclusion.* — Nous sommes assuré enfin, que parmi tous les *cas relatés* dans la science de sarcomes de l'utérus, il y a une bonne partie de ces tumeurs, sinon la majorité, qui *furent et restèrent du sarcome.* D'autre part, notre observation le prouve. *Notre cas* fut suivi de ses origines à une époque assez lointaine. Or, primitivement, de nombreuses coupes n'arrivèrent pas à déceler autre chose que du sarcome pur avec, entre autres éléments, des cellules fusiformes stables et typiques. Plus tard, une évolution curieuse amena la naissance d'éléments hétérotypes (cellules cancéreuses épithéliales, cartilage), mais la tumeur sarcomateuse primitive est restée non influencée et, loin de disparaître, s'est accrue en conservant ses mêmes caractères. Nous avons donné plus haut (p. 28) notre explication pathogénique.

II. **Apparition des cavités kystiques. Évolution.** — 1° *Théorie de la dégénérescence* (Cruveilhier, Wirchow). — Les deux termes : ramollissement, dégénérescence résument cette théorie.

La tumeur très vascularisée, sanguine, se congestionne. Le résultat est l'apparition en un point quelconque d'une transsudation (*liquide de congestion*). Que la cavité grandisse sous l'effet par exemple de la tension de ce liquide, les parois vasculaires cèdent, se rompent, d'où hémorragie et liquide panaché ou teinté homogène.

A cette explication, on doit opposer ce fait connu (Péan) que les cavités naissent souvent en même temps que le néoplasme évolue.

2° *Théorie de la Dilatation des espaces lymphatiques* (Kœberlé, Billroth). — Les kystes seraient des espaces lymphatiques énormément dilatés. Kœberlé a recueilli dans ces kystes une sérosité semblable à de la lymphe, coagulable dès qu'elle était extraite. Les espaces lymphatiques ont été vus très dilatés par presque tous les auteurs, dans le voisinage des kystes.

Mais André, entre autres, a cherché en vain les cellules endothéliales caractéristiques des parois des conduits lymphatiques et on ne peut tenir pour certain le fait que Doléris (1883) aurait réussi à imprégner un endothélium par le nitrate d'argent.

3° *Théories contemporaines. Oblitération des capillaires par des processus endothéliaux* (Pilliet et Costes). — On a vu que pour Pilliet et Costes les cellules sarcomateuses se produisent à cause de la multiplication de l'endothélium des parois capillaires. Ils ajoutent : « Pendant que les cellules sarcomateuses se développent sur les parois des capillaires et envahissent le fibromyome (tel était leur cas, mais sans la préexistence de cette tumeur, leur explication est la même), les *cellules endothéliales* continuent souvent à se multiplier par *couches successives*, de façon à oblitérer plus ou moins complètement la lumière. Alors, la circulation s'arrête dans la zone normalement irriguée par le petit vaisseau. Le tissu sarcomateux, édifié en ce point, ne recevant pas de matériaux nutritifs, se *nécrose*, d'où la formation de petites cavités kystiques. Si *plusieurs vaisseaux* sont ainsi oblitérés, il en résulte la production d'un *grand kyste* sarcomateux. L'origine du *liquide* souvent *hémorragique* contenu dans ces kystes, se trouve dans les *vais-*

seaux détruits. Si ces kystes communiquent avec la cavité même de l'utérus, il se produit des hémorragies. »

4° *Théorie de l'œdème* (Köster, Rumber). — MM. Paviot et Bérard n'admettent pas l'explication précédente. Ils ont observé des cas de pseudo-sarcomes (sarcomes vrais pour nous) et de fibromyomes malins et leurs conclusions sont les suivantes.

Ils n'ont pas constaté ordinairement cette prolifération de l'endothélium des capillaires ni ces pointes d'accroissement de MM. Pilliet et Costes ; ils n'ont pas revu ces oblitérations de vaisseaux au voisinage des pseudo-kystes qui n'ont d'ailleurs rien du caractère nécrobiotique ; enfin pour eux, il est trop difficile de concevoir qu'une tumeur énorme, de trois à quatre kilos, tout entière transformée en géodes colloïdes, puisse atteindre un pareil développement si chaque petite cavité est l'œuvre d'une mortification.

Ces auteurs adoptent la théorie de Köster. « Si la théorie de l'œdème de Köster et Rumber ne peut être invoquée en tant que processus mécanique généralisé à la tumeur (car on ne trouve pas d'oblitération de gros vaisseaux veineux) (Duret), on peut, du moins, pour expliquer les zones myxoïdes, les pseudo-kystes, admettre les *œdèmes partiels*, réduits à des territoires vasculaires plus ou moins étendus. Ces stases partielles se produiraient par *écrasement* des veines dans la tumeur ; les *artères* plus *résistantes* continuent l'apport sanguin. Le liquide extravasé est à peu près semblable à celui de l'œdème ordinaire quand il fait irruption au milieu de cellules adultes ; il se charge au contraire de *mucine*, quand il est au *contact de cellules jeunes*, celles-ci ayant la propriété générale de sécréter de la mucine. »

Ainsi, d'après les auteurs lyonnais, les portions gélatiniformes, les îlots myxoïdes et les cavités kystiques des « soi-disant sarcomes » ont la même origine : un processus très actif de néoformation allant jusqu'à la transsudation des liquides contenus dans les capillaires voisins.

A l'appui de leur dire MM. Paviot et Bérard apportent la description de leurs coupes. Ils montrent que les portions d'apparence kystique ne sont que l'étalement et l'infiltration de zones à aspect mucoïde. La couche la plus interne des pseudo-kystes est formée de cellules myxoïdes « étoilées » de substance amorphe ; la couche immédiatement en dehors d'elle est composée de nombreuses cellules rondes, quasi embryonnaires, avec quelques cellules fusiformes; enfin, tout à fait à la périphérie, on voit une troisième couche où se produit « la fibrillation, la fasciculation du tissu interstitiel, au milieu duquel on distingue des cellules fusiformes en voie de devenir des fibres cellules musculaires lisses ». Nous avons vu p. 33 ce qu'il faut penser de cette interprétation.

Cela mis à part, la *théorie de l'œdème* rend bien compte de deux fait, cliniques observés : 1° Les sarcomes comme les fibromes, qui ont la propriété de devenir kystiques, de présenter des géodes, atteignent rapidement un volume considérable; 2° les fibrosarcomes, lorsque survient un accroissement brusque, prennent une consistance molle, presque diffluente et montrent à l'examen anatomique leur tissu infiltré d'œdème et parfois creusé de cavités d'apparence kystique.

III. **Sarcome racémeux.** — La dispostion en grappe viendrait de la conformation naturelle du tissu sous-épidermique. Les papilles du col sont très développées. Il apparaît des cellules sarcomateuses dans leur trame, et en somme le sarcome débuterait par une hypertrophie des papilles. Pfannenstiel a observé le fait en pratiquant des coupes de voisinage.

IV. **Réflexions pathogéniques sur notre tumeur mixte.** — Le lecteur voudra bien se reporter à la page 63.

Quelques auteurs expliquent encore le développement de ces tumeurs en invoquant un processus de *métaplasie*. Pour eux, les cellules sarcomateuses seraient capables de transformer leur type histologique et de donner naissance aussi bien à du tissu fibreux. Ceci ressemble à l'opinion de MM. Bérard et Paviot, mais en diffère notablement par ce fait que les auteurs lyonnais ne reconnaissent pas le sarcome comme entité stable, tandis que les précédents décrivent le sarcome au même titre que les autres tumeurs.

Nous disions donc que les cellules sarcomateuses deviendraient à volonté des fibres conjonctives, des cellules muqueuses, des cellules graisseuses, du cartilage, des fibres musculaires lisses et même striées.

Cette théorie s'appuie sur la présence dans certaines de ces tumeurs, de formes de passage entre le tissu conjonctif jeune et le cartilage, ainsi que dans la possibilité de transformation dans ces tumeurs des fibres musculaires lisses en fibres striées.

Or, ces deux faits sont loin d'être probants. Car dans certains cas, il est impossible de trouver des formes de passage, et en outre la transformation des fibres musculaires lisses en fibres striées est loin d'être démontrée.

Les tumeurs à tissus multiples du col utérin ne peuvent pas davantage s'expliquer par un processus de métaplasie que les tumeurs mixtes du cou ou que celles des glandes génitales.

Il est plus conforme à l'idée que l'on se fait à l'heure actuelle de la genèse des tumeurs mixtes en général, de penser que les tumeurs qui nous occupent ne naissent point d'un tissu conjonctif banal (indifférence cellulaire), mais seulement d'un *tissu spécial à la fois chondrogène et myogène* resté non différencié, d'une anomalie de développement embryonnaire.

Dans le cas particulier, il s'agirait des *protovertèbres* ou myotomes dont les *canaux de Wolf* (persistant quelquefois sous forme de canaux de Gartner le long des parois latérales de l'utérus ou du vagin) *entraînent* quelques cellules appartenant au système protovertébral avec lequel ils affectent des rapports si étroits.

Les masses cellulaires d'origine protovertébrale incluses dans l'utérus peuvent évoluer vers la formation d'une tumeur, leur développement néoplasique sera calqué sur leur développement normal, c'est-à-dire que dans l'utérus comme dans la région protovertébrale où elles auraient dû rester, elles peuvent donner naissance à des muscles striés, à du cartilage, et à de l'os, en un mot, à tous les éléments qui constituent les parties essentielles de nos tumeurs mixtes. Wilms a adopté entièrement cette interprétation de la genèse des tumeurs mixtes du col. (Puech et Massabuau).

SYMPTOMATOLOGIE

Leucorrhée, hémorragies, tumeur, douleurs, altération générale de l'organisme, voilà les grands symptômes communs d'ailleurs à beaucoup de tumeurs utérines. Voyons s'il n'y a pas de caractères particuliers qui permettent d'en reconnaître et préciser l'origine. Pour cela distinguons les cas.

CHAPITRE I

Sarcomes du corps

I. **Sarcomes nés de la muqueuse.** — Le *sarcome diffus* simule l'épithélioma (diagnostic p. 47). Il se traduit par des *métrorrhagies* et des *écoulements séreux.*

Les hémorragies sont abondantes, ont quelquefois un caractère continu. Les pertes séreuses, dues à la métrite concomitante sont d'abord plus ou moins *claires.*

Du fait des hémorragies, le liquide se mêle au sang. Le liquide parfois homogène, de teinte uniforme, ressemble à du *café au lait*, du chocolat, de la *lavure de chair*. D'autres fois, surtout au début, il est panaché, tenant en suspension des stries cruoriques.

Quand le néoplasme suppure ou se sphacèle, ce qui est moins fréquent peut-être que pour le cancer ou moins rapide en tous cas, l'écoulement se nuance de teintes sales, brunes ou verdâtres et répand une odeur horriblement fétide. C'est un liquide *sanieux.*

La *tumeur* existe. Nous l'avons déjà décrite en étudiant l'anatomie pathologique. Vous la décèlerez par les moyens habituels : toucher vaginal, intra-utérin, palpation bimanuelle, radioscopie... L'utérus est augmenté régulièrement de volume. Vous le percevez nettement, vous trouvez aussi que la consistance est particulière, moins rénitente que celle d'une matrice intacte. Il est rare que vous provoquiez de la douleur par cet examen.

D'ailleurs, la *douleur*, même spontanée, est un symptôme rarement onstaté. On pourrait s'y attendre en sachant que la tumeur n'est pas assez grosse en général pour comprimer les filets nerveux voisins, et que le sarcome n'occasionne que très rarement de la névrite.

Les *formations polypeuses* du sarcome de la muqueuse peuvent être perçues à l'hystéromètre, être vues dans certains cas rien qu'au spéculum vaginal quand elles descendent à travers l'isthme. Les hémorragies qu'elles provoquent sont parfois très graves, rebelles. Ces polypes enfin sont souvent la cause de rétention sanguine et purulente (voir complications, p. 55).

L'*état général* s'altère assez rapidement. Les hémorragies répétées amènent une *anémie* de plus en plus marquée et la fragilité sanguine est encore accrue par ce fait que la tumeur a des propriétés *hémolysantes* très marquées. La suppuration locale, la gangrène sont des foyers d'infection qui intoxiquent constamment l'organisme tout entier. Et point n'est besoin des métastases pour arriver à la cachexie et à la mort. Les malades commencent par être inquiétées de ces hémorragies répétées dont ils ne savent la cause. Ils perdent l'appétit, puis les forces et finalement succombent au milieu de phénomènes variés (voir p. 56).

II. **Sarcomes du parenchyme.** — Ceux-là sont d'ordinaire volumineux et forment une tumeur indépendante de la cavité utérine avec pendant un temps l'allure clinique des tumeurs bénignes de l'abdomen d'origine génitale.

Souvent ils subissent la dégénérescence kystique.

1° *Signes physiques.* — La tumeur non kystique est ronde, lisse, de consistance uniforme et presque *mollasse.* En pratiquant la palpation abdominale et le toucher, vous notez le déplacement parallèle du col à moins que les culs-de-sac ne soient refoulés ou distendus. Le col est en général remonté, la cavité utérine très peu agrandie. Il est possible dans certains cas de délimiter l'implantation de la tumeur et de reconnaître la partie de l'utérus qui est respectée.

Les *cystosarcomes* sont des tumeurs à accroissement rapide. En quelques mois ils atteignent un volume considérable, remplissant parfois la cavité abdominale, pointant en avant, donnant l'aspect d'un ventre de polichinelle (cas de DURET), remontant à l'appendice xyphoïde (TERRILLON).

Le ventre est parfois très élargi. Il avait 1 mètre 50 de circonférence dans une observation de TERRILLON. Ces sarcomes kystiques ont un développement à la fois abdominal et pelvien. Ils déforment la courbe de la paroi par de grosses *bosselures*. Parfois ils écartent simplement les flancs. Une femme couchée atteinte d'une pareille tumeur semblerait donc avoir de l'ascite.

Il y a souvent de *l'œdème de la paroi*, des *lascis veineux*.

Du côté pelvien, l'utérus peut être débordé en avant ou sur les côtés, être élevé ou abaissé. La tumeur peut s'insinuer dans les ligaments larges, faire saillie dans le vagin, vous saurez reconnaître ces diverses situations. Enfin, si elle arrive à remplir toute la cavité osseuse, elle s'immobilise.

La palpation abdominale permet de constater l'existence des bosselures. Pour peu que les cavités soient étendues ou aient des parois minces, vous aurez la *sensation de flot* par la chiquenaude.

Dans un cas de DURET la tumeur était solide jusqu'à l'ombilic, nettement liquide et fluctuante au-dessus.

Si le cystosarcome est pelvien, les mêmes sensations se retrouveront par le toucher dans les culs-de-sac.

Les *fibrosarcomes* sont aussi des tumeurs qui respectent fréquemment une partie du corps utérin, et qui deviennent plus ou moins grosses. Leurs symptômes sont ceux des fibromes. Il serait spécieux de donner une idée de leur consistance, une idée distinctive. Seule leur marche est quelquefois caractéristique (voir plus loin, p. 50).

Ordinairement l'*utérus* est *immobilisé* par ces différentes tumeurs. Il se laisse entraîner par elles à condition que celles-ci soient mobilisables dans le ventre.

Du côté du vagin, une paroi peut être *dédoublée* (sarcomes pelviens).

L'auscultation révèle quelquefois un *souffle vasculaire* intense (sarcomes télangiectasiques).

2° *Symptômes fonctionnels.* — Au début, les malades accusent quelques sensations de gêne, de sensibilité de l'abdomen. Le plus souvent la douleur commence et s'accroît alors progressivement, lorsque la tumeur déjà grosse (cystosarcomes) comprime les organes voisins et les troncs nerveux. L'extension de la tumeur produira des sensations de pesanteur, de la gêne à la marche (compressions nerveuses), de l'essoufflement, des palpitations, de l'hypertrophie cardiaque (gêne de la circulation).

Les ***hémorragies*** ne sont pas constantes et se bornent souvent à des ménorragies.

Mais il y a toujours des ***écoulements leucorrhéiques*** plus ou moins profus, parfois fétides.

Peu à peu, les malades perdent l'appétit, s'anémient, s'affaiblissent et se cachectisent par les divers mécanismes indiqués plus haut.

On s'attachera à déceler les foyers de généralisation (poumons) qui indiquent un triste pronostic.

CHAPITRE II

Sarcomes du col

Le sarcome racémeux a un aspect très spécial : son diagnostic est extrêmement facile, car les cas de tumeurs racémeuses (voir p. 51) qui ne sont pas du sarcome sont très rares. Palpez la tumeur, vous sentirez sa configuration en *grappe* de raisin et la consistance *mollasse* ; vous sentirez aussi que telle une grappe pendue à la treille, elle est mobile dans le vagin et retenue seulement à sa partie supérieure. Parfois vous croirez qu'il y a deux grappes, le fait arrive. Complétez l'examen par la vue. Les grains paraissent brillants et comme bourrés d'une masse gélatineuse blanche qu'on croirait voir à travers une mince écorce translucide.

Les symptômes fonctionnels sont d'ordre très divers. Le coït est pendant un temps plus gênant pour la femme que pour l'homme. Les *hémorragies* ne sont pas obligatoires, mais il y a *toujours* des *pertes séreuses* ordinairement *fétides* et abondantes. Une partie de la tumeur peut oblitérer le col, produire de la rétention utérine jamais complète. Le liquide, dans ce cas, s'évacue par débâcles. Rappelons que le sarcome racémeux n'est pas le plus fréquent des sarcomes du col.

Pour les autres formes auxquelles vous aurez plus souvent affaire, les symptômes seront à peu de choses près ceux d'un cancer du col. Il y a pourtant des moyens d'arriver au diagnostic (voyez plus loin, p. 51).

Comme dans le cancer du col, vous aurez au toucher le museau de tanche et une partie plus ou moins étendue de la cavité de l'isthme infiltrés sur tout le pourtour ou un côté seulement. Le col est entr'ouvert, déformé, saignant. Le toucher est peu douloureux. D'une manière générale, les ulcérations sont tardives, le sphacèle en tous cas est rare, peu étendu et n'arrive qu'à la période ultime. Du côté du vagin, la partie correspondante au côté du col le plus infiltré est également prise par la tumeur. Au lieu de la souplesse habituelle, vous trouverez l'aspect dur et tomenteux que vous venez de percevoir sur le col. Mettez le spéculum. Les masses vous apparaîtront plus ou moins saillantes, ulcérées ou non, d'aspect gélatineux, de coloration gris rose.

L'état général subit les mêmes altérations que nous avons dites en étudiant le sarcome du col. La forme racémeuse serait particulièrement maligne.

DIAGNOSTIC

CHAPITRE I

Partie clinique

Le *seul signe pathognomonique* du sarcome de l'utérus est la constatation des *éléments sarcomateux* au *microscope* à la suite de prélèvements, de biopsies.

Quand la tumeur est à la portée des curettes, rien n'interdit cette recherche. D'ailleurs tout n'est pas fait quand on a mis la coupe sur la platine du microscope et qu'on a vu des cellules apparemment sarcomateuses. Le diagnostic microscopique que nous donnons plus loin est parfois difficile. Rappelez-vous les interprétations de Paviot et Bérard. En tous cas, il faut établir des distinctions parmi toutes les sortes de tumeurs sarcomateuses.

Par ailleurs n'y a-t-il pas des signes cliniques qui permettraient, par exemple, de reconnaître un sarcome inabordable pour des prélèvements partiels ? Même pour les autres, ne peut-on avoir des éléments de probabilité sinon de certitude avant d'opérer ces prélèvements ?

§ I. — Sarcomes du corps.

I. **Sarcomes de la muqueuse.** — Diffus ou polypeux ou mixtes, avons-nous dit. Au début un *polype* est toujours intra-utérin, si près de l'orifice interne qu'il s'implante. Plus tard il peut se présenter à cet orifice, le franchir et apparaître, comme accouché, à l'orifice externe en le dépassant plus ou moins. La *métrite fongueuse* donne souvent naissance à des végétations polypeuses. Voyez quelques lignes plus bas ses signes particuliers.

Le *fibrome pédiculé* du corps se reconnaîtra assez facilement. Dans le cas où la tumeur est encore intra-utérine, pratiquez le toucher pendant un moment d'hémorragies, le col est perméable, au besoin dilatez par les moyens extemporanés habituels, vous sentirez la consistance dure spéciale du fibrome ou la mollesse du polype sarcomateux. Dans le cas seulement où il y a ulcération, désagrégation et sphacèle, la distinction clinique est impossible. L'évolution dans le sarcome est peut-être plus rapide. En tous cas, pratiquez une biopsie. C'est si simple.

Si le polype se présente à l'orifice externe du col, l'examen qui est le même est beaucoup plus facile. De plus, vous pourrez noter que le sarcome est ordinairement gélatineux. Naturellement vous aurez établi que la tumeur est implantée dans la cavité utérine (toucher digital ou à l'hystéromètre).

Si vous extirpez ce polype comme il est tout indiqué de le faire, quelle que soit sa nature, vous serez renseigné immédiatement en faisant un examen microscopique et vous aurez en outre d'ici peu de temps la preuve qu'il s'agissait d'un sarcome si la tumeur récidive très rapidement (en quelques semaines).

Une *inversion utérine* sera reconnue par les commémoratifs (délivrance), par la sensibilité propre de la muqueuse (signe inconstant), par l'impossibilité d'enfoncer l'hystéromètre entre le bourrelet cervical et la tumeur, par l'absence d'utérus dans la cavité abdominale (toucher rectal combiné).

Notons qu'un polype du fond de l'utérus peut entraîner la muqueuse et l'inverser.

Dans sa forme la plus fréquente, le sarcome du corps est diffus. Le diagnostic est à faire d'avec le fibrome sous-muqueux, le polype fibreux, l'endométrite purulente sénile, la métrite fongueuse hémorragique des jeunes femmes, le cancer, l'endothéliome, la môle hydatiforme.

Pour la *môle hydatiforme* comme pour le déciduome malin, il faut une grossesse antérieure. On fera de plus le diagnostic par l'allure des hémorragies, leur soudaineté, le développement rapide et énorme de l'utérus, l'accouchement des vésicules et leur examen microscopique.

L'*endothéliome* pour lequel nous n'avons pas de données précises, est une affection des plus rares. Certains auteurs le rangent parmi les sarcomes.

Cancer et sarcome ont pour symptômes communs les hémorragies irrégulières, parfois continuelles, l'écoulement séreux, fade, puis fétide et sanieux, l'augmentation de volume de l'utérus, sa mobilité jusqu'au jour où la tumeur envahissant les organes voisins s'enclave.

Au début, l'âge des malades est à prendre en considération. Les femmes atteintes de cancer, en général, ont atteint ou dépassé la ménopause.

Le cancer du corps est peut-être plus bénin que le sarcome, voici pourquoi : son évolution est lente; il respecte longtemps la paroi utérine et les organes voisins. La santé générale des malades est longtemps satisfaisante, tandis que le sarcome de la muqueuse l'altère très vite parce qu'il est essentiellement malin et envahisseur.

Mais puisque le cancer du corps a un début si insidieux, il risque de passer inaperçu, et lorsque vous serez en présence d'une tumeur appréciable aux touchers et donnant des symptômes fonctionnels inquiétants, vous ne pourrez plus envisager la bénignité du cancer. Car à ce moment-là le carcinome est à sa phase de conquête et progressera rapidement. Comme vous ne savez rien ou presque du début, il ne vous reste qu'un moyen sûr de diagnostic et il est au bout de votre curette. Prélevez donc un fragment, faites des coupes *soignées*, colorez et regardez au microscope.

Supposons enfin les cas les plus invétérés. Tout le cortège symptomatique est là : hémorragies, pertes fétides, sanieuses, douleurs, commencement de cachexie. Comme le pronostic n'est pas encore fatal, s'il s'agit de sarcome, il faut avoir une opinion pour opérer avec fruit. Recueillez les lambeaux qui descendent avec les pertes, et examinez-les au microscope. De plus, analysez bien la *douleur*. Ce signe sur lequel insiste Pozzi pour certains cas, a sa valeur surtout si nous laissons de côté la douleur que peuvent occasionner les compressions.

Dans le cancer il se produit à de certains moments des crises douloureuses périodiques qui subsistent même après un curettage destructeur et que Pozzi attribue à de la névrite. Or le sarcome ne s'attaque pas volontiers aux nerfs et ne donne jamais la forme paroxystique douloureuse. Bien entendu, le cancer n'a pas toujours le signe que nous venons de décrire.

Pour l'*endométrite purulente sénile* ou endométrite *atrophiante* (Patru, G. Maurange) le toucher intra-utérin, la palpation abdominale (absence de tumeur), l'âge vous renseigneront. On a parlé de sarcomes chez des vieilles de soixante-dix ans; mais le fait est rare. Enfin examinez des parcelles enlevées par un curettage (voyez plus loin le diagnostic microscopique).

Il faut encore éliminer la *métrite fongueuse hémorragique* chez les jeunes femmes. Mais c'est évidemment à cette affection que vous penserez d'abord dans le cas où elle apparaît le plus souvent, c'est-à-dire après un avortement. L'utérus est très augmenté de volume, hypertrophié, de consistance assez dure. Au début, la muqueuse est à peu près saine, mais dans les formes hémorragiques invétérées, la muqueuse subit de profondes altérations et devient végétante, fongueuse, polypeuse (polypes muqueux, hypertrophie folliculaire du col). Ces polypes sont assez faciles à reconnaître. Mais dans beaucoup de cas vous pourrez vous y tromper et qui plus est vous aurez de la peine à décider même sous le microscope (voyez p. 54).

L'*avortement* avec retard dans l'involution utérine vous sera démontré par l'examen des débris placentaires et, si vous inspirez confiance, par l'aveu de la femme.

Enfin les *fibromes sous-muqueux* sont marqués par des accidents hémorragiques intenses, une augmentation notable de la cavité utérine. Ils sont « faciles de plus à constater » (Pozzi).

Pratiquez le toucher pendant les hémorragies. A ce moment-là le col se ramollit, s'entr'ouvre. Vous êtes autorisé à dilater au besoin par des bougies. Vous sentirez alors la consistance très spéciale du fibrome.

Le diagnostic devient impossible quand ce fibrome s'ulcère et se sphacèle. Il faut recourir au curettage et à l'examen microscopique des fragments.

II. **Sarcomes ou fibrosarcomes de la paroi.** — Nous n'envisagerons ici que les tumeurs à évolution centrifuge par rapport à l'utérus. Les petits sarcomes du parenchyme utérin qui évoluent vers la cavité présentent les symptômes et les caractères distinctifs des sarcomes diffus, à cela près qu'ils peuvent avoir plus souvent que ceux-ci une consistance assez dure.

Pour revenir à nos tumeurs abdominales ou pelviennes, il faudrait d'abord établir qu'elles sont utérines par les moyens classiques que nous ne saurions rappeler ici en détail.

Reconnaissez qu'il ne s'agit ni d'un fibromyome kystique ou non, ni d'un kyste ovarien, ni d'une salpingite, ni d'un cancer du péritoine, ni d'un rein flottant, etc., etc.... Dans ces dernières affections, il y a un symptôme qui manque toujours, l'hémorragie, mais elle n'existe pas constamment dans le sarcome de la paroi.

Le *rein flottant* sera reconnu à sa forme. Quelque bas situé qu'il soit, vous arriverez facilement à le séparer de l'utérus.

Le *cancer du péritoine*, affection rare, n'est pas localisé exclusivement aux environs de l'utérus et surtout respecte cet organe.

Une *salpingite* pourra donner le change lorsqu'elle devient volumineuse et se constitue des parois hypertrophiées. Il arrive même que la lésion inflammatoire se soude à l'utérus et semble tumeur utérine. Mais à part ce cas-là, vous pourrez toujours situer la salpingite par un examen approfondi.

Très difficile souvent est la distinction entre un *kyste de l'ovaire* et un sarcome kystique. La fluctuation est la même dans les deux cas, plus généralisée cependant pour la tumeur ovarienne. Dans le cysto-sarcome il y a des creux et des pleins; la percussion et la palpation le découvrent facilement.

Il n'est pas toujours aisé de montrer que l'utérus forme une petite masse indépendante. Il y a, d'une part, des sarcomes implantés à la paroi postérieure qui laissent libre la sensation du corps utérin presque tout entier. D'autre part, un kyste de l'ovaire avec irritation des tissus voisins, adhérences épaisses, peut arriver à coiffer l'utérus. L'ascite n'est pas un signe particulier.

Le symptôme capital à rechercher en pareil doute est l'*intégrité de la cavité utérine*. Dans le kyste ovarien, l'utérus n'a changé ni dans sa constitution, ni dans sa forme.

Nous ajouterons comme signe important que l'abdomen est d'ordinaire soulevé régulièrement par un kyste ou une tumeur polykystique de l'ovaire.

Un *sarcome de l'ovaire* (Terrillon) creusé de géodes, de cavités kystiques ressemble en tout et pour tout au sarcome utérin. Le signe distinctif précédent n'existe plus. Mais l'autre signe de l'*intégrité des dimensions utérines* est toujours là. La clef du diagnostic, c'est votre hystéromètre.

L'*utérus gravide* est aussi une tumeur apparemment avec pertes séreuses quelquefois, même mélangées de sang (métrites graves). Si vous ne trouvez pas de commémoratifs avoués, considérez l'âge de la malade et en cas de doute, attendez quelque temps.

Un *fibromyome* enfin a des caractères assez spéciaux dont le plus important est la lenteur d'évolution. Un sarcome tue la moyenne de ses victimes en 2 ans. Nous connaissons aussi que le fibrome a une consistance ferme particulière.

On hésitera seulement dans le cas où une tumeur dure précédemment observée change de consistance, se ramollit comme il arrive quelquefois pour le fibrome, ou bien lorsque cette tumeur de connaissance récente pour laquelle on ne peut considérer la lenteur d'évolution, devient tout d'un coup maligne comme on le voit fréquemment au moment de l'âge critique.

Le *cystofibrome* est très difficile à différencier d'avec le cystosarcome. C'est souvent l'autopsie qui en juge. Léopold et Fehling ponctionnèrent chez une femme de 37 ans une tumeur diagnostiquée fibromyome avec ramollissement kystique. C'était un sarcome. Actuellement il faut avouer que l'erreur clinique est encore la règle.

Notons pourtant quc le fibromc kystique n'attend pas la cinquantaine pour se révéler, que son évolution est plutôt lente, et que les parties pleines intermédiaires aux kystes ont la consistance dure du fibrome.

Un fibrome compliqué à un moment donné de sarcome se caractérisera par l'évolution d'abord sourde de la partie fibreuse primitive, isolée. Puis tout d'un coup on verra la tumeur prendre une allure maligne. Un pareil cas est désigné par les auteurs sous le nom de *corps fibreux malins*. On se souvient de l'appellation imagée de MM. Paviot et Bérard : *cancers musculaires lisses* (p. 33). Enfin si votre diagnostic de fibrosarcome n'a pas été fait, que vous ayiez fait une opération conservatrice, vous assisterez bientôt à une récidive extrêmement rapide (fibromes récidivants des vieux cliniciens, récurrent fibroïds).

Allez repêcher dans son bocal la tumeur, faites des coupes que vous examinerez, puis revenez à votre malade pour lui faire une opération plus radicale si possible.

Quand le sarcome évolue dans les ligaments larges, les moyens de diagnostic énumérés plus haut lui sont applicables. L'*hématocèle rétro-utérine*, la grossesse *extra-utérine* basse, les *tumeurs salpingiennes* seront reconnues par les commémoratifs du début et leur marche.

§ II. — Sarcomes du Col.

I. **Sarcomes racémeux.** — La forme est typique. Il n'est pas besoin de la décrire, vous aurez reconnu que la tumeur est fixée au col, que ce n'est pas une *tumeur du vagin* assez grosse pour masquer ses vraies adhérences, que ce n'est pas non plus une *môle* en voie d'expulsion (aspect caractéristique, volume de l'utérus, grossesse). Malheureusement toute tumeur racémeuse du col n'est pas forcément du sarcome pur. Ce peut être du *myosarcome striocellulaire* ou sarcome entremêlé de fibres musculaires striées présentant un aspect embryonnaire (L. Pernice); du *myoadénome* transformable d'ailleurs en myxosarcome : polype d'abord bénin atteint de dégénérescence maligne; du *sarcome* contenant des *fibres musculaires lisses*; un *endotheliome* lymphatique (très rare et difficile à différencier d'avec un carcinome même sous le microscope). Ce peut être encore du *fibrome papillaire cartilagineux* (Thiede) ou du *myxoma enchondromatodes arborescens colli uteri* (Rein), etc...

Dans tous les cas la seule conduite raisonnable, tout indiquée, est de prélever un fragment de la tumeur et de l'examiner au microscope.

II. **Les sarcomes diffus** du col sont des plus difficiles à reconnaître. Les pertes du début feront penser à de la métrite catarrhale du col, à du cancer.

Les pertes de la *métrite catarrhale* du col n'ont pas la fétidité, la couleur rousse, café au lait, le panaché parfois qu'on rencontre dans le cancer ou le sarcome, en dehors des périodes menstruelles bien entendu. Bientôt la tumeur apparaîtra plus marquée en un point du col.

Le *cancer* à ses débuts soulève la muqueuse du col comme le sarcome, en formant de petits mamelons, plus ou moins saillants, jaunâtres, brillants, à corticalité translucide, semblant contenir de la gélatine de WAHRTON. Le cancer serait plus granuleux. Sa marche surtout est plus rapide, son ulcération, sa gangrène superficielle arrivent très tôt et s'étendent. Vous ne trouverez de fait dans les vieux sarcomes même, que quelques petits points verdâtres ou gris noir qui sont de la gangrène. Cela tient sans doute à l'irrigation sanguine meilleure du sarcome.

Gangrène et ulcérations suppurantes donnent la fétidité aux écoulements. Celle-ci sera donc plus marquée dans le cancer.

Malgré toutes ces nuances, il est très naturel qu'on soit embarrassé. C'est le cas à jamais de pratiquer une biopsie le plus vite possible, car le pronostic après opération n'est pas du tout le même dans les deux cas.

CHAPITRE II

Diagnostic microscopique du sarcome d'après les produits de curettage

---

Le diagnostic même microscopique est parfois difficile.

Car la *muqueuse normale* et surtout la muqueuse utérine *enflammée*, lorsqu'elle est le siège d'une *infiltration cellulaire* abondante peut présenter une certaine ressemblance avec le sarcome (Kaufmann).

Il faut inclure soigneusement les produits de curettage dans la celloïdine ou la paraffine, faire de *bonnes coupes* minces afin de pouvoir s'orienter et examiner la coupe, autant que possible, avec le faible grossissement du microscope.

Si, comme le font les débutants, on examine immédiatement au fort grossissement quelques cellules isolées, on peut très facilement diagnostiquer un sarcome, alors qu'il s'agit d'une métrite fongueuse hyperplasique. Nous avons fait remarquer plus haut quelques signes cliniques propres à cette affection.

Quels sont les caractères différentiels auxquels on peut reconnaître un sarcome ? Il faut d'abord trouver des éléments qu'on croit fort être des cellules sarcomateuses. De plus l'existence d'*amas cartilagineux* ou de *cellules géantes* est caractéristique du sarcome.

Notons pourtant que Thiede, dans une tumeur observée sur une femme de 40 ans, lobulée, d'apparence spongieuse, née sur la muqueuse du col, trouva du cartilage hyalin au milieu d'un stroma fibreux, riche en vaisseaux dilatés, où pas trace de sarcome. Il appelait sa tumeur *fibroma papillare cartilaginescens*.

De même Rein, pour un cas qu'il a dénommé *myxoma enchondromalodes arborescens colli uteri* (femme de 21 ans, tumeur très maligne, suivie de mort après récidive), trouva, au milieu d'un tissu mollasse avec faisceaux fibreux, analogue à la gélatine de WAHRTON, des îlots de cartilage seulement visibles au microscope. Pas trace de sarcome.

Néanmoins ces faits sont exceptionnels et les *angiosarcomes* ne peuvent être méconnus à cause de leur aspect caractéristique.

Sur une *muqueuse utérine enflammée*, la coupe permettant de bien s'orienter, on trouve diverses couches riches en éléments cellulaires et en glandes, mais ces diverses couches ont une importance égale.

Dans l'*endométrite fongueuse*, on trouve dans les couches les plus superficielles surtout, une infiltration de petites cellules et dans le reste un tissu comme dissocié, œdémateux, riche en vaisseaux sanguins, dans les couches les plus profondes sont des cellules de diverse nature; surtout fusiformes, tassées les unes contre les autres, ainsi qu'une prolifération considérable des éléments glandulaires.

Dans le *sarcome* développé aux dépens *de la muqueuse*, il n'en est plus du tout de même. Tantôt on constate un envahissement complet de la muqueuse par des cellules rondes et fusiformes, irrégulièrement disposées par places et prenant quelquefois mal les matières colorantes. Il n'y a *plus trace de glandes*, où il n'y en a que très peu et l'*épithélium de la surface* a souvent *disparu*. Tantôt on trouve non plus disposés en couches régulières, mais dispersés sans ordre sur la même coupe, çà et là, des points contenant de nombreuses cellules rondes ou fusiformes à côté d'un tissu aréolaire pauvre en éléments cellulaires, bien colorés, ou mal colorés, ou pas colorés du tout, complètement nécrosés. On constate en outre généralement l'absence de glandes.

Si, par conséquent, on trouve des glandes disposées régulièrement et d'une façon à peu près normale, et que l'on constate en même temps l'existence d'une infiltration cellulaire abondante, suspecte, dans le tissu conjonctif interstitiel, surtout au fort grossissement, il serait complètement erroné de conclure à l'existence d'un sarcome développé aux dépens de la muqueuse.

Pour les autres formes de sarcomes, le diagnostic est plus facile : cellules sarcomateuses, aspect des vaisseaux, etc... Les éléments de confusion n'existent pas comme pour la muqueuse. Car nous n'admettons pas encore la parenté entre les cellules fusiformes et les fibres musculaires (PAVIOT) ni leur transformation l'une dans l'autre.

MARCHE, DURÉE, COMPLICATIONS

Le sarcome de l'utérus est une affection maligne au plus haut degré et d'une évolution rapide. Contrairement à ce qui se passe pour le cancer qui reste latent pendant une période plus ou moins longue, lorsqu'il est cantonné sur le corps utérin, il n'y a pas de distinction pronostique à établir entre les diverses localisations du sarcome de l'utérus.

Sa durée moyenne est de 1 an 1/2 à 2 ans. Elle dépasse rarement 6 ans (Seeger, Beates, Bettinger).

Si l'on abandonne à elle-même la maladie, la mort est fatale et toutes les variétés de sarcomes utérins tuent par le même mécanisme. *Perles séreuses*, *hémorragies*, plus tard *douleurs*, amènent un *épuisement* de plus en plus accentué qui aboutit en deux ans à la *cachexie* irrémédiable. L'*anorexie* parmi tous les détails du syndrome utérin n'est pas un moindre mal. Les hémorragies amènent une *anémie* profonde accrue encore par l'*hémolyse* que produit l'essaimage dans toute la circulation de *toxines* élaborées dans la tumeur.

Enfin la *généralisation* qui crée alors la vraie maladie sarcomateuse, bien que rare, peut arriver, apportant son énorme contingent de gravité.

Entre temps un accident local possible est la *pyométrie*. Un polype de la cavité, des fongosités à moitié retenues, des formations fibrineuses pédiculées oblitèrent la lumière cervicale. Si le liquide est purement hémorragique, il y a *hématométrie*. Plus souvent la sécrétion séreuse qui charrie déjà du pus devient tout à fait septique purulente. La quantité de liquide peut atteindre plusieurs litres (5 litres dans un cas de Jouon et Vignard). L'utérus est distendu et cet état amène des douleurs, des coliques, des poussées fébriles. L'obstacle n'étant pas invariable, il y aura par moments des *débâcles* auxquelles correspondront la diminution ou la suppression des grands symptômes.

Les *organes voisins* de l'utérus subissent des modifications d'une anatomie pathologique très variée. Les *lésions infectieuses* sont dominantes, qu'il s'agisse de l'aggravation progressive de salpingites concomitantes, de gangrènes partielles ou d'autres infections moins connues ayant pour point de départ un sarcome interstitiel que souvent on ne soupçonne pas de causer l'empoisonnement de l'organisme (Duret). Les cellules sarcomateuses à l'égal des microbes — peut être les micro-organismes encore inconnus qui président à l'évolution sarcomateuse —, altèrent par leurs toxines les qualités du sang dans toute la circulation. Mais il est admissible que cette destruction ne porte que sur la circulation locale, un territoire déterminé et aboutisse à la production de phlébites locales.

Les altérations de l'état général, occasionnées par les mécanismes déjà décrits, peuvent être aggravées du fait des *compressions urétérale* (anurie, urémie) *vésicale, rectale*. La *constipation* est fréquente, relève de plusieurs causes.

Les troubles vasculaires sont variés. Une énorme tumeur, kystique le plus souvent, par la compression qu'elle exerce un peu de tous les côtés gêne la circulation de retour. Un sarcome télangiectasique en augmentant la masse du sang, donne au cœur un surcroît de travail. Dans quelque cas même la tumeur gêne le muscle cardiaque directement. Tous ces facteurs réunis sur un terrain déjà peu résistant au point de vue des vaisseaux (varices des jambes...) mènent plus ou moins vite à l'*asystolie* qui peut être avant le sarcome une cause de mort.

Signalons enfin la *péritonite chronique* qui n'est pas rare, la *péritonite aiguë* et parfois la *perforation intestinale* (Dr Augier).

TRAITEMENT

Il est un vieil adage en matière de tumeurs utérines qui fait tout espérer de la ménopause. L amélioration a été constatée dans quelques cas de fibromes qui ont traversé cette période de la vie. Beaucoup de femmes sachant cela refuseraient l'opération. Pour les persuader du contraire, il vous faut retenir : 1° que le sarcome apparaît précisément au moment de l'âge critique dans la majorité des cas ; 2° que, pour obtenir une amélioration problématique, la femme doit d'abord prolonger son état toujours misérable, plus ou moins, et qu'elle risque, si elle n'obtient pas l'amélioration, une aggravation terrible, irréductible, car c'est cela qu'il faut retenir, la ménopause justement appelée âge critique prédispose à tous les accidents.

Sans conteste, le *traitement radical*, le traitement désirable, du sarcome, qu'il soit cervical ou utérin proprement dit, est l'*hystérectomie totale*. Cependant certaines conditions entraînent une conduite spéciale.

I. **Opérations conservatrices.** — Convenant à ce qu on pourrait appeler cas bénins.

Le *sarcome diffus de la muqueuse* du corps de l'utérus semblerait à première idée, justiciable d'un *curettage* simplement. La lésion est dans la muqueuse, pendant un temps ses végétations sont cavitaires, la muqueuse évacuée devrait tout emporter des tissus néoplasiques. Mais par ce qu'on sait de la malignité du sarcome, du sarcome diffus en particulier, on hésitera à créer ainsi un traumatisme qui, loin d'assurer une libération complète des cellules parasitaires, serait capable d'accélérer la marche et le renouvellement de la tumeur, par essence récidivante.

On ne se résoudra donc au simple curettage du sarcome diffus que si la malade refuse tout autre intervention.

L'*excision* suivie d'un *curettage* conviendrait mieux à un *polype* sarcomateux de la cavité utérine, reconnu unique, sans infiltration marquée. Il sera de bonne prudence de surveiller l'opérée pendant plusieurs mois. Si la tumeur n'a pas récidivé avant un semestre, vous pouvez parler de guérison.

Un sarcome du corps, parenchymateux kystique ou non, avec une base d'implantation limitée sur l'utérus, est-il justiciable d'une opération conservatrice ? Nous ne le croyons pas. Puisque vous avez déjà fait une laparotomie, ce qui est assez sérieux, pourquoi ne pas enlever l'utérus, surtout que le plus souvent votre malade aura passé l'âge de la fécondation ?

Fenger enleva un sarcome énorme en laissant l'utérus, Mauclaire tint la même conduite chez un cachectique. Les deux cas furent suivis de mort, le premier après sphacèle local et septicémie, le second par hémorragie du pédicule.

Le *curage*, l'*excision*, l'*ampulation du col* conviendront aux *sarcomes non racémeux* du col. On sait que ces tumeurs cervicales nées dans le col, commencent leur progression du côté vaginal, en respectant même quelquefois le vagin. Dans notre cas personnel, nous avons fait un simple curage la première fois en raison, il est vrai, de l'affaiblissement marqué de la malade qui n'eut pas supporté sans risque le choc d'une laparatomie; nous savions bien pourtant que l'hystérectomie eut été préférable. Cette opération, faite par la voie vaginale eut été également une secousse dangereuse pour la malade.

C'est surtout dans le *sarcome racémeux* du col qu'on pourra se contenter d'opérations conservatrices. « Il semblerait par la comparaison des résultats opératoires que les sarcomes du col soient les plus graves. » (PIQUAND). En effet, presque toujours ils récidivent avec une désinvolture stupéfiante. Mais sachez qu'il n'y a à cela qu'une raison : le diagnostic a été fait tardivement ou bien la tumeur a été considérée comme bénigne. On s'est dit, par exemple, c'est un petit adénome, un polype muqueux. On a fait une simple incision et dans la surface de section on a recousu la muqueuse sur un embryon de sarcome tout vivace encore. Et l'on n'a même pas quelquefois examiné la pièce au laboratoire.

Or, nous croyons volontiers qu'*au début*, le sarcome qui est très superficiel par rapport au parenchyme cervical évolue sous une forme quelconque, en grappe souvent, en respectant sa base d'implantation où l'on ne trouverait pas de cellules sarcomateuses à plus de quelques centimètres carrés, et qu'une *large incision précoce*, au besoin *l'amputation cervicale* suivant la méthode de SIMON, est une excellente opération qui peut donner une guérison radicale. L'ovaire respecté dans tous ses rapports continuera sa fonction bienfaisante. Et d'ailleurs en cas de récidive vous serez prêt à faire une hystérectomie totale.

Résultats. — L'histoire médicale encore à ses débuts sur ce sujet n'a enregistré que des déceptions. Il faut ajouter que les observations notent l'impossibilité de tenter l'hystérectomie. Il y a donc lieu de croire que les malades en question sont venus trop tard à la consultation, ce qui est de règle.

Pour mémoire, nous dirons que dans l'amputation du col, il n'y a point à se préoccuper des suites au point de vue des grossesses ultérieures (âge des malades).

II. **Cas moyens.** — HYSTÉRECTOMIES.— L'*hystérectomie abdominale* est le traitement idéal de toutes les formes de sarcomes utérins.

Faites-là pour un sarcome du corps à ses débuts; vous obtiendrez presque sûrement une guérison complète. On sait, en effet, que ce sarcome s'arrête un temps avant de toucher au péritoine ou de faire des métastases.

Vous ferez la même opération dans le cas de fibrome déjà connu et surveillé, prenant tout d'un coup un accroissement plus ou moins rapide. Il va évoluer vers les transformations myxomateuses et sarcomateuses en se creusant ou non de kystes. Primitivement bénin, il ne l'est plus et commande une intervention.

L'hystérectomie doit être totale, surtout en cas de sarcome diffus de la muqueuse. TERRIER, en 1881, craignait dans cette opération l'hémorragie. Une technique mieux connue est entre nos mains qui nous donne des garanties.

Si les annexes sont saines, on peut les laisser néanmoins surtout en cas de sarcome kystique qui s'accompagne quelquefois de mêmes formations ovariennes plus ou moins visibles encore, ou simplement parce que la base d'implantation est très large, il vaut mieux tout réséquer.

L'hystérectomie sera faite par la voie abdominale. La méthode du professeur SEGOND (voie vaginale) est excellente, préférable souvent, mais il faut la bien posséder.

Résultats. — Nous avons dit quelle forme de sarcome donne le plus de chances de guérison.

De toutes façons, les résultats sont excellents si la tumeur n'était qu'utérine, sans infection pelvienne voisine, ni sans noyaux de généralisation (auscultez les poumons).

Chez notre malade, l'opération qui date de 2 mois n'a pas encore été suivie de récidive. Nous venons de la revoir, elle a retrouvé la santé, vaque à ses occupations et ne présente plus aucun symptôme de tumeur, ni douleurs, ni pertes. Le toucher, indolore, ne permet de trouver que le moignon vaginal. Après une recherche minutieuse on ne peut découvrir dans le bassin aucun nouveau noyau.

Si quelque obstacle à l'hystérectomie pouvait s'interposer, on ne le trouverait que dans l'opération elle-même. Il faut tenir compte de sa gravité propre dans l'analyse des résultats.

Le docteur Alberdin, chirurgien à la Charité de Lyon, dans une communication toute récente à la Société des sciences médicales de cette ville, donne une statistique de 400 interventions, et il conclut ainsi :

Il fut fait 142 opérations pour des malades n'ayant pas 40 ans. Un seul décès fut enregistré, ce qui donne pour la statistique une mortalité de 0,7 pour 100.

212 opérations chez des malades de 40 à 50 ans donnèrent 16 morts, ce qui donnent un pourcentage plus élevé : 7,5.

Enfin, après 50 ans, de 44 malades opérées il en mourut 9 ; mortalité : 20 %.

Donc suivant l'âge l'espoir de succès sera différent. Retenons seulement qu'*avant 40 ans*, l'hystérectomie est une bonne opération, toujours aisée par voie abdominale, souvent moins dangereuse et bien suffisante par voie vaginale.

III. **Cas graves.** — 1° La tumeur, encore qu'utérine, est *enclavée* dans le bassin. L'hystérectomie totale ne paraît pas suffisante : il y a de l'infiltration des ligaments larges et du tissu cellulaire pelvien profond.

Faut-il opérer ?

Oui.

Vous allez morceler la tumeur *in situ*, diminuer son volume par incisions, évacuer les kystes, détruire les cloisons par des « sections successives, soit transversales, soit obliques, soit antéropostérieures » (Duret). Quand il ne reste plus dans la cavité pelvienne qu'un noyau, vous divisez les tissus restants par une section médiane qui vous éclairera, puis successivement dans chaque moitié vous enlevez ce qui peut venir, pinçant et liant les artères utérines de chaque côté.

Il faut vous attendre à des difficultés spéciales tenant aux adhérences épiploïques intestinales ou pariétales ; celles-ci sont épaisses et d'apparence néoplasique. On peut cependant réussir dans l'ablation complète si ces adhérences ne sont pas sarcomateuses.

Si elles le sont, la récidive est assurée. Néanmoins vous aurez soulagé votre malade, vous lui aurez peut-être épargné une crise d'asystolie mortelle et douloureuse, et lui aurez donné une survie qui peut aller jusqu'à 4 ou 5 ans. Ce n'est pas un minime bienfait.

2° La tumeur a des noyaux de généralisation, ou bien la malade dans un cas qui serait encore opérable avec succès est dans une mauvaise phase, ou bien enfin l'opération radicale est refusée catégoriquement. Dans toutes ces circonstances faites œuvre de médecin, d'artiste savant, pour masquer la laideur des derniers jours qui sont comptés à votre malade.

IV. **Traitement médical.** — 1° Électricité. La *galvanocaustie* intra-utérine peut être employée avec succès contre les accidents hémorragiques. Mais il y a tant de contr'indications à cette méthode, qu'elle reste d'exception.

La *radiothérapie* locale serait d'excellente pratique. Les sarcomes fondent comme beurre, nous disent ses partisans. Nous regardons, par contre, la *radiothérapie générale* comme inutile et dangereuse.

2° Traitement médicamenteux. A toutes ses périodes, le sarcome déprime l'organisme, les hémorragies anémient. Le sang est altéré encore par les toxines élaborées au sein de la tumeur. Les malades se plaignent d'anorexie, d'épuisement, de maux de tête, de douleurs pelviennes, de mictions difficiles, de constipation, etc., etc.

Le *fer* nous semble inutile chez les vieilles malades. On n'en donnera qu'aux jeunes femmes dont le foie est encore résistant.

L'*arsenic* est préférable. C'est un médicament d'épargne qui convient tout particulièrement à ces malades insuffisamment nourries. On l'a préconisé en injections dans la tumeur elle-même. Le résultat relève d'un mécanisme d'action tout différent et il est aléatoire.

Les *amers* et les eupeptiques en général sont indiqués.

Les *laxatifs* sont utiles, nécessaires le plus souvent pour lutter contre la constipation. On évitera de prescrire ceux qui congestionnent comme l'aloès.

La *morphine* ne sera employée qu'à la période terminale. Les douleurs sont rares dans le sarcome, mais lorsqu'elles existent et surtout deviennent continues, elles indiquent une lésion grave d'un pronostic très sombre, à moins qu'elles ne soient le résultat d'une simple compression susceptible de disparaître. Le cas se simplifie si personne ne veut entendre parler d'opération. Dans ces circonstances, vous ne pouvez pas refuser un soulagement. Donnez de la morphine. Aussi bien il n'est pas prouvé qu'elle accélère beaucoup la marche des infections et votre malade mourra de sa tumeur avant d'être une morphinomane cachectique.

Contre les pertes fétides dans le sarcome ulcéré du col surtout, on emploiera l'*eau oxygénée* étendue de son volume d eau en injections répétées. Le meilleur neutralisant est le *carbure de calcium.* Au spéculum vous en introduisez un morceau que vous laissez en place un moment sur les fongosités gangrénées. Puis vous bourrez le vagin avec un tamponnement à la gaze iodoformée, vous recommencez au bout de quelques jours; entre temps vous ferez des lavages à l'eau oxygénée.

3° *Eaux minérales.* L'état de la malade, son tempérament, l'effet que vous voulez chercher, indiquent des cures tout à fait spéciales et dissemblables, qui ne sont toutes, sans exception, qu'un pis aller.

OBSERVATION (INÉDITE)

(Drs D. AUGIER, C. LEPOUTRE, J. PERDRIGÉ)

Tumeur mixte du col de l'utérus

Dans l'histoire de cette tumeur, il y a deux phases correspondant l'une au développement d'un sarcome typique, l'autre à la naissance d'une tumeur mixte dont une partie est restée du sarcome.

Présentation de la malade. — Dans le courant de janvier 1911, Mme Maria D..., âgée de 38 ans, se présente à son médecin habituel pour des douleurs dans le bas-ventre qui ont débuté il y a environ trois semaines. Elle sent comme des coliques qui tiraillent les flancs et s'irradient vers les aines et les organes génitaux externes. Les réponses à l'interrogatoire fait par le médecin peuvent se résumer dans les lignes suivantes.

Il y a dix mois que la malade a des pertes séreuses. Au début, c'était comme du « lait caillé » (pertes blanches) visqueux. Elles sont devenues plus liquides, plus claires, « café au lait » pâle. Puis la malade remarqua des stries de sang. Les règles revenaient périodiquement avec leur coloration normale, un peu moins rosée, jaunâtre et avec abondance. Entre temps, la malade sentait quelques légères douleurs du côté droit.

Depuis quatre ou cinq mois, les pertes s'accentuaient, prenaient une teinte plus foncée, brune, roussâtre, et paraissaient plus « gluantes ».

Enfin, il y a un mois, elles ont commencé à répandre une odeur nauséeuse pour devenir tout à fait fétides. Les douleurs ne sont pas très violentes, elles occupent le bas-ventre et la région lombosacrée. Les mictions sont légèrement douloureuses, la défécation souvent pénible.

Le médecin qui examine la malade trouve au toucher le col couvert de végétations à droite et à la partie postérieure surtout. Il lui conseille d'entrer à l'hôpital pour se faire opérer.

Antécédents. — *Sa mère* est morte à 44 ans de *métrorragies*.

Elle-même a toujours été bien réglée depuis l'âge de 15 ans.

Mariée à 20 ans, elle eut une petite fille, puis 2 garçons en six ans, puis dix ans plus tard un nouveau bébé.

Les accouchements se passèrent normalement. Mais depuis le dernier, la malade ne s'est plus trouvé une si bonne santé. La fatigue, qui se produisait plus vite qu'auparavant, lui occasionnait des douleurs dans le flanc droit. Petit à petit, son appétit, autrefois excellent, déclinait. Et elle s'aperçut de pertes blanc-jaunâtres qu'elle n'avait jamais remarqué.

1re opération : Curage. — Le 9 janvier 1911, la malade entre dans le service de M. Duret. C'est là que nous l'avons trouvée et établi son observation avec M. Leduc, externe du service.

Examen. — La palpation abdominale ne nous apprend rien. Ni tumeur, ni ganglions pelviens. Le toucher vaginal permet de sentir une masse bourgeonnante assez volumineuse qui remplit le vagin et ses culs-de-sac, surtout l'antérieur.

L'examen au spéculum est impossible ; mais en s'aidant de valves, on arrive à localiser par le toucher et la vue les attaches de cette tumeur, sessile, au col de l'utérus du côté droit principalement.

En rassemblant les symptômes : leucorrhée, hémorragies, aspect végétant, saignement facile, sphacèle superficiel, on arrive au *diagnostic erroné* d'épithélioma du col à forme végétante.

Opération. — Le 14 janvier, on décide de pratiquer d'abord l'extirpation de la tumeur et de nettoyer sa base d'implantation. La tumeur enlevée, on pratique à nouveau le toucher qui nous fait sentir un col utérin d'aspect normal sauf au niveau de la cicatrice, mais un vagin envahi dans sa partie profonde voisine de la cicatrice par un tissu résistant qu'on suppose être encore du cancer, et sa paroi antérieure avec les mêmes caractères.

La vessie serait prise également.

L'étude de la pièce montra l'erreur de diagnostic. Nous donnons plus loin un chapitre d'anatomo-pathologie sur toute l'observation.

2me opération : nouveau curage. — La malade partit chez elle soulagée complètement. Pendant deux ou trois mois, elle se sentit littéralement revivre, n'ayant plus de pertes, n'accusant plus de douleurs. Mais bientôt les écoulements reparurent, et la malade, sans doute effrayée à la perspective d'une nouvelle opération qui n'amènerait peut-être encore qu'une désillusion, reperd l'appétit, des nausées la prennent fréquemment, sa santé décline avec sa bonne humeur. Elle a des selles irrégulières. Cependant, elle ne souffre pas, les rapports conjugaux mêmes sont agréables, n'occasionnant ni douleur, ni suintement sanguin.

Son médecin qu'elle consulte à nouveau, la persuade de rentrer à l'hôpital, elle nous revient en septembre 1911.

La tumeur avait récidivé avec les mêmes caractères que la première fois, mais le col paraît plus infiltré ainsi que les tissus voisins.

On décide de faire un nouveau curage, puis de laisser la malade quelques jours au repos pour lui faire une hystérectomie abdominale.

3me opération : Hystérectomie abdominale totale faite par M. CAMELOT, le 12 octobre 1911. — Après ouverture du péritoine, on tombe sur l'utérus dont le fond est normal, mais dont la paroi antérieure à sa partie inférieure est adhérente à la vessie. Avec douceur et difficultés on libère cet organe. L'utérus est découvert en entier. Un de nos dessins montre que l'organe était envahi à sa partie inférieure et que le col était déformé par la tumeur.

C'est du côté droit que les adhérences avec la vessie paraissent les plus marquées. Quand tous les tissus furent préparés en vue de sectionner les attaches du vagin, on s'aperçut que le vagin lui-même était envahi à cet endroit. Il fallait donc descendre plus bas. Malgré tous efforts, l'incision circulaire idéale est impossible. Et d'ailleurs, en allant aussi profondément que possible du côté droit, on est certain de ne pas faire une exérèse complète.

On enlève utérus, tumeurs et annexes.

Résultats. — Après plus de deux mois, nous venons de revoir la malade. Elle déclare ne s'être jamais si bien porté. De fait, elle travaille avec énergie, mange bien, ses tissus ont retrouvé leur tonicité d'autrefois. Elle est encore un peu pâle, mais non ictérique. Elle n'accuse plus ni pertes, ni douleurs. Le toucher vaginal ne permet de sentir que le moignon et sa cicatrice.

Sans affirmer la guérison, il nous est permis d'être satisfait de l'opération. D'ailleurs, un examen plus approfondi nous a montré qu'il n'y a chez la malade aucun foyer de généralisation, aucun noyau suspect dans le bassin. Si un beau jour, des signes nouveaux de récidive se montrent, nous pourrons certainement recommencer l'opération avec confiance.

Examen de la tumeur : anatomie pathologique. — Les produits des deux curages utérins pratiqués avant l'opération sont constitués par des masses volumineuses, les unes de consistance mollasse, les autres très dures. Il y a là deux aspects très différents de la même tumeur, dont les caractères sont encore plus tranchés à un examen approfondi. La première pièce que nous avions étudiée n'avait point ce double aspect.

Lorsqu'on sectionne ces masses végétantes, on voit que les unes sont formées par un tissu mollasse, de coloration blanchâtre ou gris rosé, les autres par un tissu blanc nacré, opalin par places, de consistance très dure qui rappelle absolument l'aspect du cartilage et ne se laisse couper au couteau ou au rasoir qu'avec une certaine difficulté.

Après hystérectomie, la pièce qui va rentrer dans nos collections a été respectée dans ses rapports anatomiques. Notre dessin la montre en place sur l'utérus.

Le col utérin a complètement perdu ses caractères normaux. Il est remplacé par des masses végétantes qui occupent tout le col, les culs-de-sac et une grande étendue des parois postérieures et latérales du vagin. La limite de l'envahissement sur la paroi vaginale est visible sous forme d'un bourrelet saillant qui tranche nettement sur les portions saines des parois du vagin. Ce caractère signifie, selon nous, que nous avions affaire à une tumeur sans caractères morpholiogiques extérieurs marqués, mais *limitée* dans une certaine mesure, et dont l'allure certainement plus lente de ce fait explique la guérison apparente que nous avons obtenue.

Lorsqu'on sectionne l'*utérus* sur la ligne médiane, on voit que le corps de l'organe est *absolument normal*, la *cavité* utérine *saine*.

Le col, au contraire, est modifié dans toutes ses parties constituantes. Son aspect même est changé. Il n'y a pour ainsi dire plus de col. De tout près de l'orifice interne aux culs-de-sac, ce n'est que de la néoplasie. Un petit cratère latéral suintant avec quelques taches petites de gangrène, indiquent l'entrée du col; tel le trou d'une source discrète marqué par des taches de mousses.

La néoplasie a donc rongé la muqueuse cervicale et le parenchyme jusqu'à la limite. Un peu de tissu pelvien fut envahi. Les parois vésicales n'étaient pas indemnes.

Du côté du vagin les masses végétantes font corps avec la paroi et remplissent les culs-de-sac latéraux et le cul-de-sac postérieur; leur surface présente dans l'ensemble un aspect framboisé. A la section on remarque le même mélange de deux tissus différents que dans les produits précédemment recueillis après curage. Tantôt ces végétations ont un aspect rosé, une consistance molle. Tantôt elles sont extrêmement dures, ayant absolument la consistance et l'aspect du cartilage.

Examen microscopique. — Les produits du *1er curage* examinés au microscope n'étaient constitués *exclusivement* que par du *tissu sarcomateux*, à petites et grosses cellules sans adjonction d'aucun autre tissu.

C'est dans les produits du second curettage pratiqué quelques jours avant l'intervention radicale que nous avons pu déceler à côté des fragments où l'on ne trouvait exclusivement que du tissu sarcomateux dans les masses végétantes, l'existence d'un tissu absolument analogue à celui du fibrocartilage typique.

Nous avons fait des coupes extrêmement nombreuses sur trois sortes de fragments provenant de la pièce principale après hystérectomie : fragments provenant du col lui-même, et fragments de végétations intravaginales, les unes dures, les autres mollasses.

Les coupes faites sur ce qui restait du col, nous ont montré la muqueuse saine avec son revêtement normal et ses glandes.

Dans le parenchyme, nous découvrons des *amas épithéliaux* disséminés représentant un *épithélioma tubulé* absolument typique, dans lequel les tubes épithéliaux ramifiés et anastomosés entre eux sont situés au sein du stroma conjonctivo-musculaire de l'organe. Un de nos dessins montre cette coupe.

Sur des fragments du col voisins de ceux-ci, et au niveau desquels l'épithélium de revêtement pavimenteux stratifié est en grande partie conservé, on ne trouve plus au contraire de tissu épithéliomateux, mais du tissu *sarcomateux* pur à *grosses cellules*.

Sur des fragments prélevés aux dépens des masses végétantes faisant saillie dans le vagin, nous trouvons un mélange de *tissu sarcomateux* au sein de *travées* formées par du *fibrocartilage* qui donnent aux coupes un aspect très particulier. *Par endroits*, comme notre dessin le montre, le tissu sarcomateux et le cartilage sont *accolés brutalement*. Le tissu sombre formé par les cellules rondes néoplasiques, bien colorées, fait place tout d'un coup au cartilage clair et brillant.

Par d'autres endroits, des cellules rondes ou fusiformes quittent la masse sarcomateuse et se dispersent dans le cartilage, *estompant* la coupe.

Il y a donc dans cette tumeur un mélange de deux tissus : *tissu épithélial* sous forme de travées néoplasiques en forme de tubes, et *tissu sarcomateux*. En même temps apparaît un élément absolument étranger à l'utérus, sous forme de tissu cartilagineux ou plus exactement de *fibrocartilage* et qui représente au moins une bonne moitié de la tumeur dans sa portion végétante.

Ces caractères très spéciaux et qui rendent notre observation si différente des tumeurs banales utérines de nature sarcomateuse nous donnent à penser que le néoplasme dont il s'agit ici, ne peut être rangé que dans la classe des *tumeurs mixtes d'origine embryonnaire*, dont l'existence au niveau du col utérin est bien démontrée par quelques cas rares, mais nets.

Sans cela il est impossible d'expliquer la coexistence d'un néoplasme épithéliale et d'un néoplasme conjonctif avec la présence en aussi grande quantité dans la tumeur d'un tissu qu'on ne rencontre jamais dans l'utérus : le fibrocartilage.

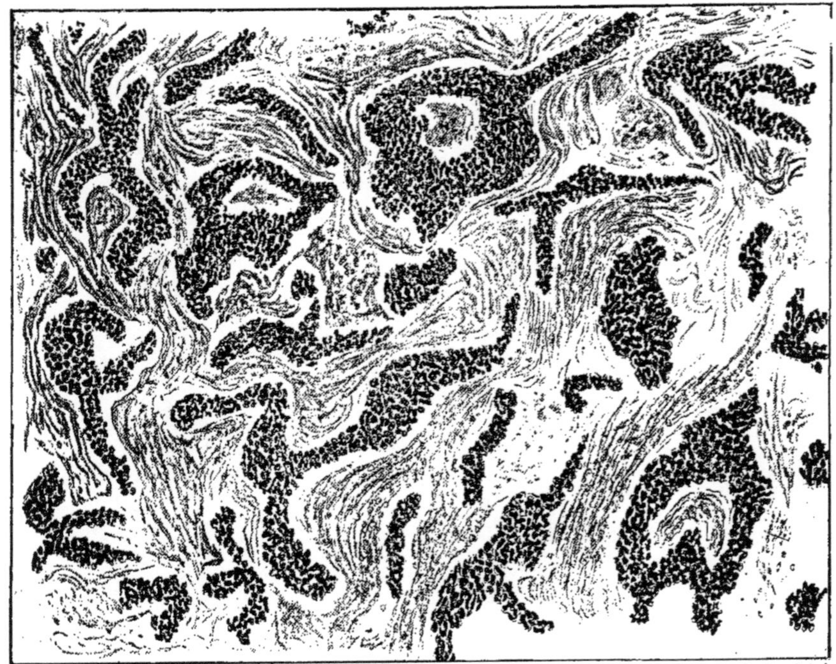

Dess. du Dr Perdrigé

Zone d'épithélioma tubulé typique sans mélange de sarcome. Le tissu intercalaire est composé de fibres conjonctives et musculaires lisses.

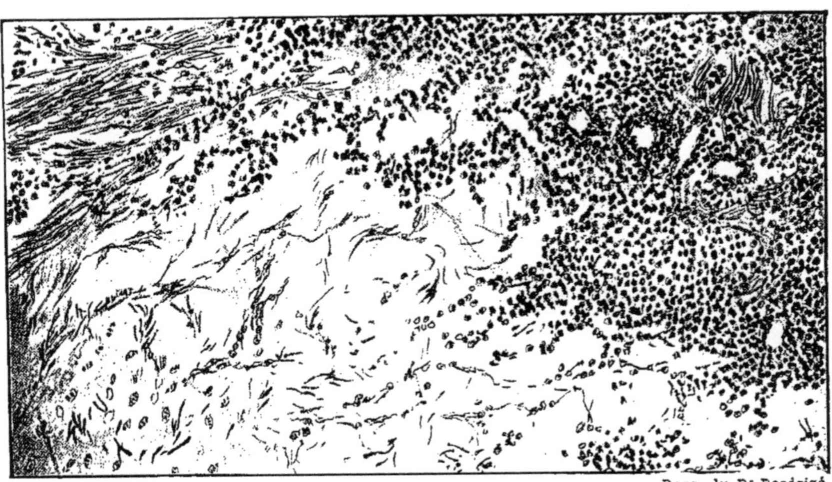

Dess. du Dr Perdrigé

Ce dessin de coupe montre : *en haut à gauche*, des fibres conjonctives et musculaires lisses, des cellules rondes et fusiformes ; *en haut à droite*, une infiltration massive de cellules rondes, de rares fibres musculaires et la lumière de quelques vaisseaux ; *enfin en bas, surtout à gauche*, du cartilage. Il s'agit là de fibrocartilage surtout. Il y avait dans la coupe quelques cellules cartilagineuses typiques dont le dessin ne peut rendre la délicatesse de contour. Les cellules disséminées dans le fibrocartilage sont des cellules rondes et quelques rares fusiformes.

CONCLUSIONS

1° Pour la plupart des auteurs, il existe aujourd'hui des sarcomes primitifs de l'utérus. Cette notion date d'une cinquantaine d'années. On le doit surtout aux recherches anatomiques microscopiques.

2° L'hérédité, l'arthritisme, le traumatisme, la ménopause sont les principaux facteurs étiologiques. Deux fois sur 100 on a noté la préexistence d'un fibrome.

3° Les sarcomes utérins prennent tous naissance dans les vaisseaux ou dans le tissu conjonctif interstitiel de la muqueuse ou du parenchyme. Histologiquement on y trouve toutes les variétés de cellules, sauf des myéloplaxes, souvent des fibres musculaires lisses, striées même. Le sarcome mélanique est très rare (Johnson). Dans les cas de tumeurs mixtes, comme celui que nous rapportons, les éléments les plus hétérotypes peuvent se rencontrer.

La pathogénie est obscure avec beaucoup de points intéressants. Nous avons adopté pour expliquer notre cas, la théorie de l'inclusion embryonnaire d'éléments qui ne sont pas à leur place. Pour les autres cas, nous admettons que toutes les théories ont une part de vérité ou se combinent.

4° Cliniquement, le sarcome utérin se présente sous les formes diffuse, pédiculée, kystique ou racémeuse. Le mieux décrit est le sarcome en grappe du col pourtant peu fréquent. Le cystosarcome du corps est le plus rare.

La tumeur du corps, selon son point de départ, évolue dans le pelvis, l'abdomen ou la cavité utérine.

Dans la majorité des cas, c'est une tumeur mollasse. Le cystosarcome donne parfois le phénomène du flot.

La tumeur du col évolue dans le vagin. La forme racémeuse est typique. Diffuse, elle est friable, saignante et simule le cancer.

Les signes fonctionnels sont les hémorragies, les pertes séreuses, fétides, roussâtres, les douleurs.

5° Le diagnostic est fait d'un assemblage de nuances que nous ne saurions résumer ici.

Le seul signe pathognomonique est la constatation au microscope, pas toujours facile, des éléments sarcomateux.

6° Le sarcome utérin est essentiellement malin et récidivant. Il ne dépasse pas deux ans en moyenne. Il tue par progression sur place, métastases (rares), anémie, cachexie, à moins qu'une affection intercurrente n'enlève la malade déjà préparée aux infections.

7° Pour le traitement les différents curettages sont de mauvaises opérations, presque toujours inutiles. Le morcellement partiel n'apporte qu'un soulagement momentané. D'autres opérations conservatrices, l'amputation du col sont des moyens dont il faut quelquefois se contenter ou qui ont même leurs indications.

Mais le seul traitement certain est l'hystérectomie précoce, abdominale ou vaginale.

Le sarcome utérin reste pendant longtemps une maladie locale.

Le traitement médical est tout symptomatique.

BIBLIOGRAPHIE

G. PIQUAND. — *Le sarcome de l'utérus.* (Revue de chirurgie et de gynécologie abdominale, juin 1905).

PILLIET. — Tribune médicale, février 1885.

HURÉ. — Thèse de Paris, 1909.

BETTINGER. — Thèse de Paris, 1909.

MONOD. — *Kystes de l'utérus.* (Bulletin de la Société de chirurgie, 15 juin 1906 et 19 décembre 1906).

AUVRAY. — *Volumineux kyste de l'utérus.* (Bull. Soc. chir., 18 décembre 1906).

HERRENSCHMIDT et LÉO. — *Un nouveau cas de sarcome kystique de l'utérus.* (Bull. et Mémoires de la Soc. anatom. de Paris, juin 1907).

GUIBÉ et BENDER. — *Fibrome et sarcome kystique de l'utérus.* (Bull. et mém. de la soc. anat., déc. 1906).

DESMARETS et BAILLEUL. — *Sarcome du fond de l'utérus.* (Soc. anat., oct. 1903).

TERRIER. — *Hystérectomie pour une tumeur fibrosarcomateuse et kystique de l'utérus.* (Bull. de l'Académie de Médecine, 1881).

COSTES. — Thèse de Paris 1895.

1° *Sarcome kystique de l'utérus;*

2° *Fibromyome interstitiel avec sinus sarcomateux ;*

3° *Fibrosarcome de l'utérus;*

4° *Fibromyome du corps avec petits kystes formés par nécrose de la formation sarcomateuse.*

WIRCHOW. — *Die krankhaften geschwülste,* T. II, p. 350.

G. WEIT. — *Krankheiten der weiblichen geschlechtsorgane,* 1867, b. 413.

HÉGAR. — *Das Sarkom des Uterus.* (Archiv. f. gyn., 1871, T. II, p. 29).

GUSSEROW. — *Sarcome des utérus.* (In Billroth Handbuch der Frauenkrankeiten, T. II).

VON KAHLDEN. — *Das sarkom des Uterus.* (Zeigler's Beitrâge zur path. anat., 1893, etc..., T. XIV, p. 174).

PFANNENSTIEL. — Wirchow's arch., T. 127, p. 305.

WHITRIDGE WILLIAMS. — *Beiträge zur Histologie und histogenese des Uterussarkoms.* (Prager Zeistchrift für Heilkunde, 1894, T. XV, p. 141).

PICK. — *Uber sarkome des uterus.* (Arch. f. gyn., T. 46, p. 191).— *Zur Histogenese und klassification des gebärmuttersarkome.* (Arch. f. gyn., T. 48, p. 24).

BECKMANN. — *Zur histologie und histogenese des uterusarkome.* (Zeitschrift f. geb. und gyn., 1899, T. 41, p. 287).

DURET. — *Cystofibromes et cystosarcomes de l'utérus.* (Semaine gynéc., 1898, p. 129, 135).

VON FRANQUÉ. — *Uber sarcoma uteri.* (Z. f. geb. und gyn., 1899, T. 40, p. 183).

PERDRIZET (1893-1894). — *Amputation du col.* Indications en dehors du cancer (Thèse de Paris).

HYENNE. — *Principales dégénérescences des fibromyomes utérins* (Thèse Paris, 1897).

VERDIER. — *Cancer épithélial et sarcome diffus de la muqueuse utérine.* (Thèse Paris, 1905).

ANDERSON et EDMANSSON. — 1869, Nord médical. — Ark., T. I.

THOMAS.— Traité clinique des maladies des femmes.(Trad. Lutaud, 1880).

KLEINSCHMIDT. — Arch. f. gyn., T. 134.

WILLIAMSON. — London obst. soc. 1905.

BŒCKER ET MINICH. — *Ein Fall von sarcome hydropicum papillare.* (Beiträge z. geburtshülfe u. gyn., 1906).

JANVRIN. — Amer. Journ. of. obst., vol. 30, p. 105.

MAUCLAIRE. — *Fibrosarcome de l'utérus ayant l'aspect d'un kyste utérin.* (Bull. Soc. chir., 21 nov. 1906).

JOHNSTON. — *Melatonic sarcom of the uterus.* (Maryland med. journ. Baltimore, 1889-1890, vol. 20, p. 428).

WEBER. — Wirchow's archiv., T. 39, p. 216.

KUNERT. — *Uber sarcoma uteri.* (Arch. f. gyn., 1874, T. 6, p. 113).

SPIEGELBERG. — *Sarcoma uteri colli hydropicum papillare.* (arch. f. gyn., 1879, T. 14, p. 178).

PFANNENSTIEL. — Centralb. f. gyn., 1891, p. 855, et Wirchow's arch., 1892, T. 77.

OZENNE. — *Sarcome kystique en grappe de la muq. utérine.* (Journ. de méd. de Paris, 1894, p. 171).

GAYMANN. — *Sarcome kyst. en grappe de la muq. du col.* (Thèse de Paris, 1893).

DRUON. — Thèse de Paris, 1899.

WINCKEL. — *Lehrbuch der Frauenkrankheiten*, 1886, p. 430.

L. PERNICE. — Wirchow's arch., 1888, T. 113, p. 46.

P. MUNDE. — Amer. Journ. of. obst. fév. 1889, p. 126.

THIEDE. — Zeitschrift f. geb. und gyn., 1877, T. I, p. 450).

REIN. — Arch. f. gyn., 1088, T. 15, p. 187.

ENDERLEIN. — Inaug. Dissert. Erlangen, 1897.

EPPINGER. — Prager Vierteljahrsschrift f. die prakt. Heilk., T. 126, p. 9.

GEISLER. — *Uber sarcoma uteri.* (Th. de Breslau, 1891).

DEALE. — Amer. journ. of. obst., vol. 31, p. 200.

SCHREHER. — *Uber die komplikation von uterusmyome mit sekundärer sarkomatöser Degeneration.* (Inaug. Diss. Strasburg, 1894).

KÜHN. — Inaug. Diss. greifswald 1896.

MÜLLER. — Arch. f. gyn., T. 30, p. 250, 1887.

SCHULTER. — *Sarcoma uteri.* (Th. Berlin, 1887).

RITTER. — *Uber das myxosarcom des uterus* (Th. Berlin, 1887).

KUNDRAT. — Wiener med. Presse, 1883, p. 475.

HEINZER. — *Uber myxosarcoma uteri.* (Inaug. Diss. Wurtzburg, 1893).

MORPURGO. — *Uber sarcomáhnliche und maligne leiomyome.* (Z. f. h., 1895, T. 16).

RICKER. — *Beitrag zur Ætiologie der Uterusgeschw.* (Wirchow's arch., 1895, T. 142).

KRISCHE. — *Ein Fall von Fibromyom des Uterús mit multiplen Metastann bei einer geistes-kranken.* (Inaug. Diss. glingen, 1889).

ACKERMANN. — Wirchow's arch., Bd 43, p. 88.

BEATES. — Amer. Journ, of obst., 1886, vol. 16, p. 505.

LANGERHANS. — *Myoma levicellulare malignum.* (Berl. klin. Wochenschr., 1893, p. 338).

WINKLER. — Arch., f. gyn., 1882, Bd 12.

LE DENTU. — Clin. chirurg., 1904.

GRENSER. — Arch. f. gyn., 1894, Bd. 6.

BOWMANN. — Zeits. f. geb. u. gyn., T. 43.

RUDNEWA KOSCHEROWA. — Arch. f. path. anat., T. 4.

RICHTER. — Inaug. Diss. greifswald, 1892.

LAURENT. — *Fibromyomes et sarcomes utérins.* (La Clinique. Bruxelles, 1894, T. 7, p. 629-635).

THOMAS SMITH. — *Sarcoma and multiple mucous polypi of the uterus in a child.* (Amer. journ. of obst., 1883, p. 555).

ROGIVUE. — Th. Zurich, 1876.

FREUND. — *Réunion des Naturalistes et médecins allemands. Heidelberg,* 1889. (Centr. f. gyn., 1889, n° 40, p. 693).

GESSNER. — *Das sarcoma uteri.* (In f. veit. handbuch der gyn., T. 3, 2e partie, 2e fasc., p. 869).

ZWEIFEL. — Centralb. f. gyn., 1884, n° 21.

KALTENBACH. — Centr. f. gyn., 1890, p. 130.

LORTHOIR. — Annales de la Soc. belge de chir., 1901, n° 8.

Van Buren Knott. — Annals of Surgery, 1901 fevrier.

Von Jacubash. — Zeit. f. geb. und gyn., 1881, T. 7, p. 53.

Terrillon. — Bull. et mém. de la Soc. de Chirurg., 1889, p. 667.

Aubry. — *Du sarcome diffus de la muq. utérine.* (Th., Paris, 1896).

Péan. — Gazette des hôpitaux, 24 mars 1877.

Jouon et Vignard. — Arch. prov. de chir., 1895, p. 742).

Ahlfeld. — Arch. f. gyn., 1875, T. 7, p. 301.

Rheinstein. — Virchow's arch., t. 124, p. 507.

Barnes. — Diseases of women, 1878.

Von Kermarsky. — Mitheilungen aus der Budapester klinik. Stuttgard 1884, p. 233.

Wilischanin. — Arch. f. gyn., t. 14, p. 164.

Gow. — Trans. of the obst. soc. of London, 1890, vol. 32, p. 374.

Baldy. — Amer. journ. of obst., 1903, p. 247.

Paviot et Bérard. — Mémoires des Arch. de médecine expérimentale, juillet 1897.

Puech et Massabuau. — Prov. méd., 9 mai 1908.

Gottschalk. — Z. f. geburts, p. 49, 1903.

Hansen. — Wirchow's arch., 1903, p. 171.

Seydel. — *Enchondrome de l'utérus.* (Z. f. geb., 1901, p. 45).

Gebhard. — Z. f. geb., 1902, p. 48.

Duchinoff. — *Sarcome de l'utérus à cellules géantes avec îlots cartilagineux.* (Inaug. Diss. Zürich, 1902).

Kaufmann. — Lehrbuch. der anat. path., 1907.

Niebergall. — Arch. f. geb., 1896, p. 50.

Ritter. — *De la coexistence du sarcome et du carcinome de l'utérus.* (Inaug. Diss. Zürich., 1902).

Opitz. — Z. f. geb., 1903, p. 49.

Nebetzky. — Arch. f. geburt. und. gyn., 1904, p. [illegible]3. (Bibliographe).

Sehrt. — Beiträge z. geb. u. gyn., 1904, p. 73.

Shaller. — Deutsche med. Woch., 1906, nº 24.

Läwen. — Zieg. Beitrâge, 1905, p. 38.

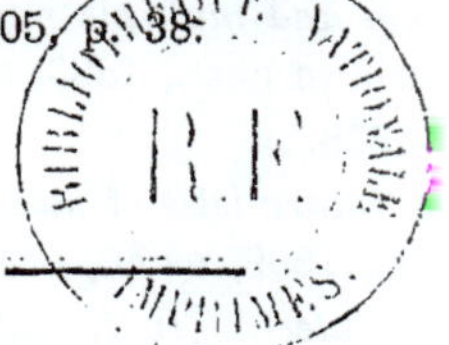

TABLE DES MATIÈRES

www.ingramcontent.com/pod-product-compliance
Ingram Content Group UK Ltd.
Pitfield, Milton Keynes, MK11 3LW, UK
UKHW020411230726
13925UKWH00004B/1353

9 782014 056037